三三

医书

辑

裘庆元

伤寒秘本三种

阴证略例
伤寒论读
长沙正经证汇

中国中医药出版社

·北京·

图书在版编目（CIP）数据

伤寒秘本三种/裘庆元辑.—北京：中国中医药出版社，2019.5（2022.9重印）

（三三医书）

ISBN 978 - 7 - 5132 - 2740 - 7

I.①伤⋯　II.①裘⋯　III.①伤寒（中医）- 医案 - 汇编 - 中国　IV.①R254.1

中国版本图书馆 CIP 数据核字（2015）第 205251 号

中国中医药出版社出版

北京经济技术开发区科创十三街 31 号院二区 8 号楼

邮政编码　100176

传真　010 - 64405721

河北新华第二印刷有限责任公司印刷

各地新华书店经销

开本 880 × 1230　1/32　印张 11.5　字数 208 千字

2019 年 5 月第 1 版　2022 年 9 月第 2 次印刷

书号　ISBN 978 - 7 - 5132 - 2740 - 7

定价　59.00 元

网址　www.cptcm.com

服务热线 010 - 64405510

购书热线 010 - 89535836

维权打假 010 - 64405753

微信服务号　zgzyycbs

微商城网址　https://kdt.im/LIdUGr

官方微博　http://e.weibo.com/cptcm

天猫旗舰店网址　https://zgzyycbs.tmall.com

如有印装质量问题请与本社出版部联系（010 - 64405510）
版权专有　侵权必究

出版说明

近代著名医家裘庆元先生编辑的《三三医书》（又名《秘本医学丛书》），不仅保存了大量珍贵的中医孤本秘籍，而且所选书目多为家传秘本，疗效独特，简练实用，自1924年刊印以来，深受中医读者欢迎，对推动中医的发展起到了积极的作用。1998年中国中医药出版社组织有关专家、学者对此书重新进行了整理出版，使此书得以更广泛的传播，影响日增。

然而，美中不足的是，原著三大卷，洋洋近五百万字，卷帙浩繁，所收的99种书籍又都随意编排，没有分类，给读者阅读、研究带来极大不便。有鉴于此，我们又对原著重新进行了整理编排：

1. 根据原著所收99本书每本书的基本内容，按中医学科重新进行分类编排，分为《医经秘本四种》《伤寒秘本三种》《诊法秘本五种》《本草秘本三种》《方书秘本八种》《临证综合秘本五种》《温病秘本十四种》《内科秘本六种》《外伤科、皮科秘本九种》《妇科秘本三种》《儿科秘本二种》《咽喉口齿科秘本四种》《针灸、养生秘本三种》《医案秘本十五种》《医话医论秘本十五种》，共15册，改为大32开简装本，分别刊印，以满足更广大读者的需求。

2. 全书改为现代简体横排。每本书的整理仍以上海书店影印本为底本，以现存最早刻本、影印本或近期出版的铅印本为参校本。除系底本明显由刊刻、抄写等导致的错误，经核实确认后径改（不出注），以及因版式改动，某些方位词如"左""右"相应改为"上""下"外，目录根据套书内容做相应调整，其余基本忠实原著。原书刊印时为填补版面而增加的"补白""告白"之类也予以保留。

限于水平，加之时间仓促，整理编排难免有错漏，欢迎读者批评指正。挖掘整理出版优秀的中医古籍是我们的重要任务之一，我们将一如既往，继续努力，为传播、弘扬中医药文化、知识做出更大贡献。

中国中医药出版社

2018 年 3 月

内容提要

　　《三三医书·伤寒秘本三种》包括《阴证略例》《伤寒论读》《长沙正经证汇》等三部著作，主要针对《伤寒论》中的证治方药进行论述。

　　《阴证略例》采掇古人论述阴证之精要，附以己说，主要阐述伤寒病中的阴证。《伤寒论读》指出了方有执、喻嘉言、程郊倩、程扶生、柯韵伯五家的得失，据此分析了六经病证和脉法。《长沙正经证汇》为东洋传本，书中将《伤寒论》中病状相似的各证分门别类，方证相对，便于查找。

　　三部著作中均有证有方，有论有辨，对于读者临诊识病有一定的启发。

作者简介

裘庆元（1873—1948），浙江绍兴人，近代著名医家。16岁时进钱庄当学徒，因患肺病，遂发奋专攻中医学，并广收医籍秘本，造诣日深。后渐为人治病，每获良效，名声大振。

逢国内时局动荡，遇事远走东北，得识日本医界名士，获睹大量祖国珍本医籍，深慨祖国医籍散佚之多，乃有志于搜求。民国初年返绍，易名吉生，遂以医为业，以济世活人为己任。当时受外来文化影响，民族虚无主义思潮泛滥，中医药事业处于危急存亡之秋，先生毅然以复兴中医为己任，主持绍兴医药联合会，与何廉臣、曹炳章等创办《绍兴医药学报》，兼编《国医百家丛书》，并任绍郡医药研究社副社长。1929年废止中医事起，先生赴南京请愿，积极参加反对废止中医药的斗争。1923年迁居杭州，成立三三医社，出《三三医报》。先生深慨罕世之珍本秘籍，人多自秘，衡世之书，人难得见，叹曰："医书乃活人之书，何忍令其湮没，又何可令其秘而不传。"于是，或刊广告，或询社友，征救全国收藏之秘籍，得书千余种。乃精加选辑，于1924年刊《三三医书》，共3集，每集各33种，每书各撰提要，使读者一览而知全书概况。

后先生又精选珍贵孤本90种，于1935年复与世界书局商定，刊行《珍本医书集成》第一集。其第二、三集编目虽已确定，但因抗战爆发，被迫中止。

医 三
书 三

伤寒秘本三种

医 三
书 三 总目录

医书三三

阴证略例

元·王好古 撰

提要

　　治病不难于用药而难于辨证，苟诊察精确，洞如观火，则选药处方原非难事。然辨症尤以阳极似阴、阴极似阳为难。盖稍不留意，死生立判，能不惧哉！本书为海藏先生遗著，辨阴极似阳症极精，上自轩岐，下迄洁古，掇其精要，附以己说，共三十余条，有证有药，有论有辨。末附海藏老人治验录，尤足瀹人性灵。学者熟此一篇，不但于阴症确有把握，即阳症亦可一隅三反矣。

序

　　人生天地间，而阴阳命之气，其受病亦不外乎此。医家言视证察脉，则必本诸阴与阳。自轩岐以来，诸书可考也。至汉长沙张仲景著《伤寒》一书，其言备矣。其法皆出伊尹《汤液》，如《易》之于数，《春秋》之于法，盖万世不可易者。其论气脉形声，以测人之脏腑经络之微，亦不过曰如是为阳，如是为阴，如是为寒，如是为热，如是为有余，如是为不足，以决人之死生之变于朕兆之前，使夫学者可以按而知之，苟能详辨而勿失，则思过半矣。然混茫乎疑似之中，缪镯乎毫厘之间，自非精思入神冥合造化，则不能也。是以古者之言医也，皆聪明有道之士，如孙思邈、陶隐居、葛稚川之徒，何如人也。迨夫叔世末流，多出于粗工庸人间。裒衣峨冠，挟方寸之囊，自命为医工。然试读其书，音读（音豆）且不知，况能索理于精微之地哉！如赵括之用兵，徒能诵其父之书，旋取覆败之祸。如又不能诵其书，则其为败，宜如何哉！夫阴阳二证也，寒与温之味，从而用之，亦二也，其主治嗜好，又有大不同者，甚者各主一偏，互相诋訾，殊不知桂枝、承气之一倒置，则毙之患立见。异时承平贵人，挟朔方鞍马劲悍之气，加以膏粱肥浓之养，故糁以刚剂，往往而中。或者遂狃于此，以为人之为病皆然，热黜阴候不论，岂理也哉！且四方风土既殊，而人之禀受亦异，而一律按之其可乎？盖亦求其至当而已矣。呜呼！中古以降，老寿少而夭阏多，岂真不幸与！盖医者心术之偏，其蔽必至于杀人，儒者心术之偏，其蔽必至于误天下，如宋之王安石是也。偏之为害之烈如此。夫窃尝谓受天地中和之性，得圣人公恕之学，不以利欲一毫入于其心，而后可以为儒为医矣，天地万物一理也。圣人之道一中而已，《中庸》曰致中和，天地位焉，万物育焉，而况医乎！海藏先生王君进之，家世赵人，早以通经举进士，晚独喜言医。始从东垣李明之，尽传其所学，后乃精研极思轩岐以来诸家书，驰骋上下数千载间，如指诸掌。予在大梁时，闻其名诸公间籍甚，独以未识为恨。今年秋来晋州，始得候先生于馆舍，观其气和而凝，志一而定，有道者也。与之游，甚间暇，日出一编书授予，且谓予曰：伤寒人之大疾也，其候最急，而阴证毒为尤惨。阳则易辨而易治，阴则难辨而难治。若夫阳证，热深而厥，不为难辨，阴候寒盛，外热反多，非若四逆，脉沉细欲绝易辨也。至于脉鼓击有力，加阳脉数倍，内伏太阴，发烦躁，欲坐井中，此世之所未喻也。予恐其误，积思十余年，盖考自岐伯，迄今洁古老人，撷其精要，附以己说，厘为三十余条，有证有药，有论有辨，名之曰《阴证略例》，将锓以传，以诏后学，且与天下卫生之君子共之。子盍为我题其端？予退而伏读之，善之曰：异乎哉！未有是书也。其于救物利生之念深矣！至其论阳证见阴脉者死，谓有外伤内阴，若与阳药犹可生。若及阴阳易分寒热，阴阳易随仲景三经用药，皆出古人言意之表，学者又不深思而熟味之。噫！世之著书立言者多矣，其甚高难行，泛言无实者亦有之。然则是书之出，其知者必以为精思妙用，所传证以古今，不可诬也。其不知者则茫然无考，诋以为悠悠谈，甚高难行也。予以为获一人贤者之知，不犹愈千百愚人之不知者，则是书可以传信行世无疑矣！故内翰王君从之，尝题曰：世所未闻，真知言哉！比先生过上党，主吾故人文之，疗数阴疾尤奇中，皆书中所可概见者。文之始亦骇，不敢用，反已试，叹曰：误人多矣！昔太仓公所上治验，太史氏列之传末，近代钱仲阳尝所治病，阎孝忠记于论证后。今从先生得所书主治次第，谨编如下方，亦足以证愚者之不知者。文之姓宋氏，讳廷圭，长平人，世亦号善医云。

岁癸卯冬十一月中浣日

王官麻革信之谨题

门人皇甫黻、张沌、宋廷圭、张可、弋觳英同校正

燕山吴玉君美助缘

目录

阴证略例

海藏先生遗著

绍兴裘庆元吉生校刊

祭神应王文

窃以济世须医，去疾先药，论江方海，眩目骇心，人皆于此，泥小技作当涂，视大经为何物。及其临诊，莫知所措。况夫病者，虚实互见，寒热交分，气运加临，脉候不应，苟或圭黍之差，已有云渊之失。故有者甚而无者生，轻者危而重者毙，夭横盈郊，冤枉举世。每怜孑孑之幽魂，谁听嗷嗷之夜泣，痛矣如斯，心乎不已。耽嗜数年，裒成此集。总前圣之嘉言，为后学之法则，虽治伤寒，独专阴例，列古于前，评今于后，区别余三十条，收拾过二万字，不必泛天风、彻海波，尽在乎耳目矣。优而柔之，使自得之，厌而饫之，使自趋之。深有望于好生之君子，于戏欲广当世，敬以先神，伏冀鉴辉，庶几绵历。王好古惶恐顿首谨言。

圣贤所言阴证，如岐伯、阿衡、仲景、叔和，故已备矣；《活人》、许学士、韩祗和、成无己，又甚详矣。后人尚有采择未精，览读有阙，予所以从而次第之。然今之病者，得之有内外之异，或不与经符，合之有色脉之殊，或不与方契，形候相若，似是而非，众所共疑，莫之能辨，取其如此者，又从而比类之。非帘视壁听，仿佛未真也，阴阳寒热，如辨黑白矣。使医者不动声色，蠲去疾疴，免横夭以无辜，皆康宁而得寿，予所愿也。每虑浅识，或有所遗，敬俟来贤，幸为改正。

　　　　壬辰岁夏四月初十日，海藏老人古赵王好古序

岐伯阴阳脉例

《内经》云：人迎一盛病在少阳，二盛病在太阳，三盛病在阳明，四盛已上为格阳。

启玄子云：阳脉法也，少阳胆脉也，太阳膀胱脉也，阳明胃脉也。《灵枢经》曰：一盛而躁，在手少阳；二盛而躁，在手太阳；三盛而躁，在手阳明。手少阳，三焦脉；手太阳，小肠脉；手阳明，大肠脉。一盛者，谓人迎之脉，大于寸口一倍也。余盛同法。四倍已上，阳盛之极，故格拒而食不得入也。《正理论》曰：格则吐逆。

寸口一盛病在厥阴，二盛病在少阴，三盛病在太阴，四盛已上为关阴。

启玄子云：阴脉法也，厥阴肝脉也，少阴肾脉也，太阴脾脉也。《灵枢经》曰：一盛而躁，在手厥阴；二盛而躁，在手少阴；三盛而躁，在手太阴。手厥阴，心包脉也；手少阴，心脉也；手太阴，肺脉也。盛法同阳。四倍已上，阴盛之极，故关闭而溲不得通也。《正理论》曰：关则不得溺。

人迎与寸口俱盛四倍已上，为关格之脉，赢不能极于天地之精气，则死矣。

《枢》曰：阴阳俱盛，不得相营，故曰关格。非止吐逆、不得溺而已也。

问难 (附) 又举言外意

海藏云：岐伯阴阳二脉，王注为足经，却举《灵枢》手经，何也？

答曰：正经既言五脏之本，又言脾胃、大小二肠、膀胱、三焦为仓廪之本，营之所居（经云：三焦者，水谷之道路，故云仓廪）。乃知手足经俱有，故言足经，而次举《灵枢》手经也。若躁为手经，不躁为足经。此王注虽举格阳为吐逆，关阴为不得溺，皆引正理为证以比之。大抵格阳关阴，亦岂止吐逆不得溺而已哉！至于上而不欲食，下而不得便，亦关格之病也，故易老有内伤之阴证，大意亦出于此。云岐子别有关格一转。

上此一条，举古人言外之意。

洁古老人内伤三阴例（消导吐下）

论曰：人之生也，由五谷之精气所化，五味之备，故能生形。经曰：味归形。若伤于味，亦能损形。今饮食反过其节，肠胃不能胜，气不及化，故伤为脾。论曰：饮食自倍，肠胃乃伤。或失四时之调养，故能为人之病也。经曰：气口曰坤，口乃脾之候，故脾胃伤。气口紧盛而伤者，有多少有轻重焉。如气口一盛，脉得六至，则伤于厥阴，乃伤之轻也，槟榔丸主之。气口二盛，脉得七至，则伤于少阴，乃伤之重也，煮黄丸主之。气口三盛，脉得八九至，则伤于太阴，乃伤之尤重也，故填塞闷乱，心胸大痛，兀兀欲吐，得吐则已，俗呼为食迷风是也。经曰：上部有脉，下部无脉，其人当吐，不吐则死，宜吐之，以瓜蒂散。如不能，则无治也。经曰：其高者因而越之，其下者引而竭之。如伤之太甚，仲景三物备急丸下之。

海藏云：洁古所论内伤三经，盖出于《内经·灵枢》岐伯脉法。

槟榔丸

治饮食过多，心腹膨闷。

槟榔一分　木香一分　枳实半两，炒　牵牛头末，半两　陈皮去白秤，半两

上为极细末，醋糊丸，桐子大，米饮生姜汤下二十丸。

煮黄丸

治前症，甚则两胁虚胀。

雄黄一两，研　巴豆半两，去皮心膜，研如泥，入雄黄再研匀

上二味，入白面二两，同和研匀，滴水丸桐子大，滚浆内十二丸煮熟，漉入冷浆令沉，每一时辰，浸冷浆下一丸，凡尽十二时也。不必尽剂，以利为度，否则再服。又治胁下痃癖痛如神。

瓜蒂散

治大实大满，气上冲，上部有脉，下部无脉，填塞闷乱者，当吐之。

瓜蒂一分　赤小豆一分

上为极细末，温水少许，调一钱匕，以吐为度。如伤之太重，备急丸下之，此急剂也。经云：其下者引而竭之。此之谓也。

备急丸

干姜一两，生　大黄一两，生　巴豆半两，去心膜，研泥，摊新瓦去油，取霜

上细末，炼蜜丸桐子大，温水下三二丸，无时，以利为度，以意消息，渐加。

金露丸

治时疾内伤，心下痞气不降，米不化。

大黄一两　枳实半两，炒　桔梗二两　牵牛头末，一分

上细末，姜糊丸，蒸饼亦得，桐子大，温水下二三十丸，常服减半。内伤戊火已衰，不能制物，寒药太多，固非所宜，故以温剂主之。

枳术丸

本仲景汤也，易老改丸。治老幼虚弱，食不消，脏腑哭。

枳实三分，麸炒黄色　白术一两

上细末，荷叶裹，烧饭为丸，或姜浸蒸饼丸亦得，桐子大，米饮下三二十丸，食后。小儿丸小。

海藏云：洁古既有三阴可下之法也，必有三阴可补之法，予欲举此内伤三阴可补之剂。未见仲景药时，人皆不言三阴，既举仲景药分而三之，人皆得知有三阴也。古人曷尝不尽，今人但未之读，而未之知，而不能言耳。

海藏老人内伤三阴例

可温色脉分三经并药附

若饮冷内伤，虽先损胃，未知色脉各在何经。若面青黑，脉浮沉不一，弦而弱者，伤在厥阴也。若面红赤，脉浮沉不一，细

而微者，伤在少阴也。若面黄洁，脉浮沉不一，缓而迟者，伤在
太阴也。

伤在厥阴

若面青或黑，或青黑俱见，脉浮沉不一，弦而弱，伤在厥
阴肝之经也。

当归四逆汤

当归　桂　芍药　细辛各一两　通草　甘草各六钱

上锉麻豆大，每秤三钱，水一盏半，枣一二枚，煎至七
分，去滓，温服。

若其人病，内有久寒者，宜当归四逆汤内加吴茱萸生姜汤
主之。

当归四逆汤加吴茱萸生姜汤

当归一两　桂一两　芍药一两　细辛一两　大枣八个　甘草
通草各六钱　吴茱萸七合，汤漫洗　生姜二两半

上锉如麻豆大，每服秤三钱，水一盏半，煮至八分，去
滓，温服，日三。仲景法，一剂分五服，清酒煎。

吴茱萸汤

吴茱萸一两半，汤洗三次　人参三分　生姜一两半　大枣三个

上锉如麻豆大，以水二大盏半，煮取七分，去滓，分
二服。

若急者，阴毒甘草汤、白术散、附子散、正阳散、肉桂散、回阳丹、返阴丹。至于阴盛格阳，霹雳散、火焰散。随经部分选用之。

伤在少阴

若面红或赤，或红赤俱见，脉浮沉不一，细而微者，伤在少阴，肾之经也。

通脉四逆汤（又方：甘草炙六钱二字半）

甘草二两，炙　附子一两，生用，去皮，破八片　干姜一两，炮

面赤者，加连须葱白九寸；腹中痛者，去葱白，加白芍药二两；呕者，加生姜二两；咽痛者，去芍药，加桔梗一两；利止脉不出者，去桔梗，加人参二两。

上锉如麻豆大，每服秤三钱，水一盏半，煮至七分，去滓，温服。未差，若急，更作一剂。其脉续续有力者愈，无力者不愈。

四逆汤

上三味是也。

伤在太阴

若面黄或洁，或黄洁俱见，脉浮沉不一，缓而迟者，伤在太阴，脾之经也。

理中丸

人参一两，腹痛者倍之　甘草炙　白术　干姜各一两

上细末，炼蜜和丸，鸡子黄大，以汤数合，和丸，研碎，温服之，日三夜二。腹中未热，益至三四丸。煎热粥饮投之，微温覆，勿揭衣。丸不及汤。

海藏云：大便结者宜丸，大便溏者宜汤。仲景云：无阳阴强大便硬者，不可下，下之则清谷腹满。

已上三经脉皆云浮沉不一者，以其皆似孤亡之体也。又云：日三夜二，读之极无味，然仔细思之，利害非轻，恐人不识，故有阴阳寒热各从类生一条。

阴阳寒热各从类生服药同象

假令附子与大黄合而服之，昼服则阳药成功多于阴药，夜服则阴药成功多于阳药，是从其类也。况人之疾，独不然乎！若病阳症，昼则增剧，夜则少宁；若病阴症，昼则少宁，夜则增剧。是人之阴阳寒热，从天地之行阴行阳也。寒热之化，以此随之，故前人治阴证用阳药，续于夜半之后者，所以却类化之阴，而接身与子所生之阳也。《通玄类证》云：小建中汤后亦举日三夜二，及尺脉不至者加黄芪。

问湿胜用丸（问难附）

予尝云：大便溲者宜汤，大便结者宜丸，以丸蜜润也。仲景治霍乱吐下，脾湿大胜而用丸，何也？

答曰：以湿言之，岂有润之之理，此正湿已太过，津液极亡，所以转筋也。筋得血而养，故能屈伸。利下既多亡阴，失血反成枯燥，燥则所以不能屈伸也。故湿剂以润之，只用丸也，与妇人血崩过极不止而用四物汤润剂同意。十剂之法，要当谨察。

理中汤

人参一两　干姜炮　甘草炙　白术各二两

腹痛者，加人参一两；寒者，加干姜一两半；渴欲得水者，加白术一两半；脐上筑者，肾气动也，去术，加桂四两；吐多者，去术，加生姜三两；下多者，还用术；悸者，加茯苓二两；或四肢拘急腹痛者，或腹满下利转筋者，去术，加附子一枚，生用。

上锉如麻豆大，每秤三钱，水一盏半，煮至七分，去滓，温服，日三。

仲景活人许学士改名三药

海藏云：理中汤加减八法，并无寒药。吐利后有表者表之；汗出厥者温之；既吐且利，小便复利，大汗出，内寒外热者亦温之。至于吐下后汗出不解，厥逆脉欲绝者，四逆主之。以是知此候无阳证，皆阴证也。

仲景人参桂枝汤，理中汤加桂枝，太阳未除，下之成协热利，心下痞，表里不解者；《活人》此理中汤内，加青陈皮，名治中汤，治胸膈病；许学士改《活人》方，作补脾丸，治劳则补子，如子富而父不贫，不特虚则补其母也。

已上三证，若有外感与内证饮冷极者，宜五积散。

伊尹汤液论例

海藏曰：皇甫先生云仲景广《汤液》为十卷。文潞公云仲景为群方之祖。朱奉议云仲景泻心汤比古《汤液》则少黄芩，后人脱落之。许学士亦云伊尹《汤液论》大柴胡汤八味，今监本无大黄，只是七味，亦为脱落之也。以是知仲景方皆《汤液》也。

四顺散、理中汤、四逆汤、通脉四逆汤、术附汤、姜附汤、真武汤、白通汤，俱见仲景条下。

其余杂见诸方，凡称仲景者皆是。

扁鹊仲景例

生气通天雾露说，在神术六气加减后。

扁鹊云：一呼四至，一吸四至，病欲甚，洪大者，烦满；沉细者，腹中痛；滑者，伤热；涩者，中雾露。

仲景云：从霜衍降以后，至春分已前，凡有触冒霜露，体中寒邪而病者，皆谓之伤寒也。

雾露雨湿山岚同为清邪

海藏云：霜露雾露，久雨清湿之气，山岚障气等，皆谓之清邪也。有单衣而感于外者，有空腹而感于内者，有单衣、空腹而内外俱感者，所禀轻重不一，在人本气虚实之所得耳！岂特内寒饮冷，误服凉药，而独得阴证哉？重而不可治者，以其虚人内已伏阴，外又感寒，内外俱病，所以不可治也。

仲景阴证论例

仲景紧脉，俱见许学士条下。

又云：寸口脉阴阳俱紧者，法当清邪中于上焦，浊邪中于下焦。清邪中于上，名曰洁也；浊邪中于下，名曰浑也。阴中于邪，必内栗也，表气微虚，里气不守，故使邪中于阴也。阳中于邪，必发热头痛，项强颈挛，腰痛胫酸，所谓中雾露之气。故曰清邪中上，浊邪中下。阴气为栗，足膝逆冷，便溺妄出，表气微虚，里气微急，三焦相混，内外不通，上焦怫郁，脏气相熏，口烂食龂也。中焦不治，胃气上冲，脾气不转，胃中为浊，荣卫不通，血凝不流。若冲气前通者，小便赤，大便赤黄，与热相抟，因热作使，游于经络，出入脏腑，热气所遏，则为痈脓。若阴气前通者，阳气厥微，阴无所使，客气内入，嚏而出之，声嗢咽塞，寒厥相逐，为热所拥，血自下，状如豚肝，阴阳俱厥，脾气孤弱，五液注下，下焦不阖，清便下重，令便数难，脐腹㴩痛，命将难痊。

吴茱萸汤

食谷欲呕，属阳明也，吴茱萸汤主之。得汤反剧者，属上焦也，治上焦。少阴吐利，手足厥逆冷，烦躁欲死者，吴茱萸汤主之。厥阴干呕，吐涎沫者，头痛极甚，吴茱萸汤主之。

四逆汤

自利不渴者，属太阴，以其脏寒故也，宜服四逆辈。太阴手足自温，脉浮者，桂枝汤。脉浮而迟，表热里寒，下利清谷者，四逆汤主之，属少阴。饮食入口则吐，心中温温欲吐，复不能吐，始得之，手足寒，脉弦迟者，此胃中实，不可下也，当吐之。若膈上有寒饮，干呕者，不可吐也，当温之，宜四逆汤主之。少阴病，脉沉者，急温之，宜四逆汤。大汗若下利而厥冷者，四逆汤主之。大汗出，热不去，内拘急，四肢疼，又下利厥逆而恶寒者，四逆汤主之。下利腹胀满，身疼痛者，先温里，乃攻表。温里宜四逆汤，攻表宜桂枝汤。呕而脉弱，小便复利，身有微热见厥者难治，宜四逆汤主之，属厥阴。吐利汗出，发热恶寒，四肢拘急，手足厥冷，四逆汤主之。吐利小便复利而大汗出，下利清谷，内寒外热，脉微欲绝者，四逆汤主之。病发热头痛，身体不疼痛，当救里，宜四逆汤主之。

通脉四逆汤

少阴病，下利清谷，里寒外热，手足厥逆，脉微欲绝，身反不恶寒，其人面色赤，或腹痛，或干呕，或咽痛，或利止脉不出，通脉四逆汤主之。下利清谷，里寒外热，汗出而厥者，通脉四逆汤主之，此属厥阴。

当归四逆汤

手足厥寒，脉细欲绝者，当归四逆汤主之。

白通汤

少阴病，下利脉微者，白通汤主之。

白通加猪胆汁汤

少阴病，下利脉微，与白通汤。利不止，厥逆无脉，干呕烦者，白通加猪胆汁汤主之。服汤，脉暴出者死，微续者生。

真武汤

太阳病，发汗出不解，其人仍发热，心下悸，眩，身瞤动，振振欲擗地者，真武汤主之。少阴病，二三日不已，至四五日，腹痛，小便不利，四肢沉重疼痛，自下利者，为有水气，其人或小便利，或下利，或呕者，真武汤主之。

小建中汤

伤寒，阳脉涩，阴脉弦，法当腹中急痛，先与小建中汤服之。伤寒二三日，心中悸而烦者，小建中汤主之。

理中汤

胸痹心下痞鬲，气结胸满，胁下逆气抢心，理中汤主之。治脾胃不和，中寒上冲，胸胁逆满，心腹疗痛，痰逆恶心，或时呕吐，心下虚痞，隔塞不通，饮食减少，短气羸瘦，温中逐水，止汗去湿。又治肠胃冷湿，泄泻注下，水谷不分，腹中雷鸣，及伤寒时气，及里寒外热，霍乱吐利，手足厥冷，胸痹心痛逆气，并皆治之。有寒者，加附子。胸痹胁下妨闷者，加枳实半两，茯苓半两。此方自晋宋以后至唐，名医治心腹病者，无有不用此汤，或作丸随证加减，各有其法。

理中丸

霍乱，头痛发热，热多欲饮水，五苓散主之。寒多不用水者，理中丸主之。大病差后，喜唾，久不了了，胸中有寒，当以丸药温之，宜理中丸。

桂枝附子汤

伤寒八九日，风湿相抟，身体疼痛，不能自转侧，不呕不渴，脉浮虚而涩者，桂枝附子汤主之。

附子汤

少阴病，得之一二日，口中和，其背恶寒者，当灸之，附子汤主之。少阴病，身体痛，手足寒，骨节痛，脉沉者，附子汤主之。

术附汤

伤寒八九日，风湿相抟，身体疼烦，不能自转侧，不呕不渴，脉浮虚而涩，桂枝附子汤。若其人大便坚，小便自利，术附汤主之。

姜附汤

若下之后，复发汗，昼日烦躁不得眠，夜而安静，不呕不渴，无表证，脉沉微，身无大热者，姜附汤主之。

海藏云：若自汗者，术附汤；若无汗，姜附汤。

茯苓四逆汤

发汗若下之，病仍不解，烦躁者，茯苓四逆汤主之。

易老法霍乱吐泻，足阳明总摄六经

大抵仲景药为主，理中汤、理中丸、五苓散、建中汤、平胃散、四君子汤之类。

假令胃与太阳经并，脉浮者，于前所用药内加：自汗者加桂枝；无汗者加麻黄，以其有头项肢节痛故也。

假令胃与少阳经并，脉弦者，于前所用药内加柴胡、干木瓜，以其胁下痛故也。

假令胃与阳明本并，脉实者，于前所用药内加大黄，以其吐泻后大小便不通故也。

假令胃与太阴经并，脉沉细者，于前所用药内加芍药、干姜，以其腹痛体重故也。

假令胃与少阴本并，脉沉迟者，于前所用药内加姜、附，以其四肢拘挛身寒故也。

假令胃与厥阴本并，脉微缓者，于前所用药内加姜、附、当归、吴茱萸，以其四肢厥逆冷故也。厥阴本药，吴茱萸汤、当归四逆汤皆是。

霍乱与少阴寒热同候

海藏云：霍乱头痛发热，其邪自风寒而来。中焦为寒热相半之分，邪稍高者居阳分，则为热，热多饮水者，五苓散以散之。邪稍下者居阴分，则为寒，寒多不饮水者，理中丸以温之。所以同少阴入里，与手经接为热，大承气汤下之；与足经接为寒，四逆汤温之。

叔和阴脉例（注仲景阴证具载）

海藏云：仲景阴脉，皆叔和次之，药俱见仲景本经条下。

沉涩弱弦微

按之似有举还无，气满三焦脏腑虚，冷气不调三部壅，通肠建胃始能除。右沉脉。

涩脉关前胃气并，当关血散不能停，尺部如斯逢逆冷，体寒脐下作雷鸣。右涩脉。

关前弱脉阳道虚，关中有此气多疏，若在尺中阴气绝，酸疼引变上皮肤。右弱脉。

寸口脉紧一条弦，胸中急痛状绳牵，关中有弦寒在胃，下焦停水满丹田。右弦脉。

微脉关前气上侵，当关郁结气排心，尺部见之脐下积，身寒饮水即呻吟。右微脉。

阴毒（六歌）

阴毒伤寒身体重，背强眼痛不堪任，小腹痛急口青黑，毒气冲心转不禁。四肢逆冷唯思吐，咽喉不利脉细沉，若能速灸脐轮下，六日看过见喜深。脐下五穴，并见宜灸条下。

活人阴证例

三阴论

太阴、少阴、厥阴皆属阴证也。太阴者脾也，少阴者肾也，厥阴者肝也。

何谓太阴证？太阴脾之经，主胸膈膜胀。《甲乙经》云：

邪生于阳者，得之风雨寒暑；邪中于阴者，得之饮食居处，阴阳喜怒。又曰：贼风虚邪者，阳受之；饮食不节、起居不时者，阴受之。阳受之则入腑，阴受之则入脏。入六腑则身热不得卧，为喘呼；入五脏则䐜满闭塞，下为飧泄，久为肠澼。

何谓少阴证？少阴肾之经，主脉微细，心烦，但欲寐，或自利而渴。经云：一二日少阴病者，何也？谓初中病时，腠理寒，使入阴经，不经三阳也。

伤寒虽是三阴三阳，大抵发于阳则太阳也，发于阴则少阴也，此二经为表里，其受病最为多。阳明、太阴受病颇稀。至于少阳、厥阴肝胆之经，又加少焉。

凡病一日至十二三日，太阳证不罢者，但治太阳。有初得病便见（去声）少阴证者，直攻少阴，亦不必先自巨阳次传而至。

盖寒气入太阳，即发热而恶寒；入阴经，只恶寒而不发热也。三阴中寒，微则理中汤，稍厥或中寒下利，即干姜甘草汤。

手足指头微冷寒谓之清（音去声），此未消吃四逆，盖疾轻故也，只可服理中、干姜之类。大段重者用四逆汤，无脉者用通脉四逆汤也。

何谓厥阴？厥阴肝之经，主消渴，气上冲，心中疼热，饥不欲食，食则吐蛔，下之则利不止也。若阴气独盛，阳气暴绝，则为阴毒。其证四肢逆冷，脐腹筑痛，身如被杖，脉沉疾，或吐利，当急救，可灸脐下，服以辛热之药，令阳气复而大汗解矣！古人云：辛甘发散为阳，谓桂枝、甘草、干姜、附子之类，能复其阳气也。微则用辛甘，甚则用辛苦热。阴极发躁，阴证似阳也，学者当以脉别之。

阴毒三阴混说

问：手足逆冷，脐腹筑痛，咽喉疼，呕吐下利，身体如被杖，或冷汗烦渴，脉细欲绝者，何也？

此名阴毒也。阴毒之为病，初得病手足冷，背强咽痛，糜粥不下，毒气攻心，心腹痛，短气，四肢厥逆，呕吐下利，体如被杖，宜服阴毒甘草汤、白术散、附子散、正阳散、肉桂散、回阳丹、返阴丹、天雄散、正元散、退阴散之类，可选用之。大抵阴毒本因肾气虚寒，或因冷物伤脾，外伤风寒，内既伏阴，外又感寒，或先外寒而内伏阴，内外皆阴，则阳气不守，遂发头痛腰重，腹痛，眼睛疼，身体倦怠，四肢逆冷，额上手背冷汗不止，或多烦渴，精神恍惚如有所失，三二日间或可起，行不甚觉重。诊之则六脉俱沉细而疾，尺部短小，寸口或大。

阳证六脉俱浮大，或沉取之，大而不甚疾者，非阴证也。大抵阳毒伤寒，其脉多弦而洪数；阴毒伤寒，其脉沉细而弦疾，不可不知也。

若误服凉药，则渴转甚，躁转急，有此病证者，更须急服辛热之药，一日或二日便安。若阴毒渐深，其候沉重，四肢逆冷，腹痛转甚，或咽喉不利，心下胀满结硬，躁渴虚汗不止。

上此一条服凉药躁渴转甚，当服热药可也。

阳盛则身热而无汗，阴盛则身冷而有汗。岐伯云：阳胜则身热，腠理闭，喘粗，为之俯仰，汗不出而热；阴胜则身寒，汗出，身常清，数躁而寒，寒则厥（清即冷也）。

上此岐伯说阴躁之原。

或时郑声，指甲面色青黑，六脉沉细而疾，一息七至已来。有此证者，速于气海或关元二穴，灸三二百壮，以手足温和为效，仍兼服正阳散、回阳丹、天雄散、白术散、内外通，遂令阳气复而大汗解矣。

阴毒盛而阳气暴绝，则为阴毒；若阳独盛而阴气暴绝，则为阳毒。大凡阴阳离绝，非大汗不能复正气也。

阴阳则夫妇也，各得中则和，若偏胜则各专以权，至于极，继之以离矣！药石以攻邪，邪去正复，是犹鞭挞以教而欲并生也。

若阴毒已深，疾势困重，六脉附骨，取之方有，按之即无，一息八至已上，或不可数，至此则药饵难为攻矣！但于脐中用葱熨法，或灼艾三五百壮已来，手足不温者，不可治也。

如手足得温，更服热药以助之。若阴气阳气来，即渐减热药而调治之。

若阳气乍复，往往却烦躁，慎不可投凉药，烦躁甚者，再与返阴丹即定。常须识此，勿令误也。

问：胸膈不快，膜满闭塞，唇青，手足冷，脉沉细，少情绪，或腹痛者，何也？

此名太阴也。近人多不识阴证，才见胸膈不快，便投食药，非其治也。大抵阴证者，由冷物伤脾胃，阴经受之也。主胸膈腹满，面色及唇皆无色泽，手足逆冷，脉沉细，少情绪，亦不因嗜欲，但内伤冷物，或损动胃气，遂成阴证。复投巴豆之类，胸膈愈不快，或吐而利，经一二日，遂致不救，盖不知寒中太阴脾之经也。

右膈不快，不可用食药，下之则成痞。

海藏云：阴证胸膈不快，此无病形也，若投巴豆之药，即取有形病也。故轻则转痞，重则成劳，尤重则一二日遂成不救也。故《活人》《本经》云：丸子巴豆，乃攻食积耳。

问：万一饮食不节，胸膈不快，寒中阴经，何法以治？

答曰：急则理中汤加青陈皮，锉如麻豆大，服一二剂，胸膈即快。枳实理中丸、五积散尤良。

五积散一句，是兼表也，或原有表证，或自内而之外，传至极高之分，则宜是药。若无表则不宜用此也，用理中法足矣。

问：脉微细，欲吐不吐，心烦，但欲寐，六七日自利而渴者，何也？

此名少阴也。少阴之为病，欲吐不吐，心烦，但欲寐，六七日自利而渴者，虚也，故引水自救。若小便色白者，少阴病形悉具矣。小便色白者，以下焦虚有寒，不能制水，故令色白也，四逆汤主之。

举阳证 少阴证，口燥舌干而渴者，须急下之，不可缓也，宜大承气汤主之。若脉沉而迟者，须温之，四逆汤主之。盖以口燥舌干而渴者知其热，脉沉而迟者别其寒也。

少阴病属肾，古人谓之肾伤寒也。肾伤寒口燥舌干而渴，固常急下，大抵肾伤寒亦多表里无热。但若烦愦默而极，不欲见光明，有时腹痛，其脉沉细，旧用四逆汤，古人恐其热，不敢遽用，云肾病而体犹有热者，可服黄连龙骨汤。若已十余日，下利水，止手足彻冷，乃无热候，可服增损四顺散。

上此一条，虽有肾病，而体犹有热一句，亦当以久暂察之，不可乍见便以为身热也。

不用四逆用黄连，及手足冷却用四顺，亦不甚的当。

举阳证 少阴病，若恶寒而倦，时时自烦，不欲厚衣者，大柴胡下之。少阴病，始得之，反发热，脉沉者，麻黄附子细辛汤微汗之。少阴病，得之二三日，常见少阴无阳证者，亦须微发汗，宜麻黄附子甘草汤。此学者不可不知也。

阴证似阳

问：身微热，烦躁，面赤，脉沉而微者，何也？

此名阴证似阳也。阴发躁，热发厥，物极则反也。大率以脉别之为准，诸数为热，诸迟为寒，无如此最为验也。

上此一句，可以为世法。

假令身体微热，烦躁面赤，其脉沉而微者，皆阴证也。身微热者，里寒故也；烦躁者，阴盛故也；面戴阳者，下虚故也。治者不看脉，以虚阳烦躁误以为实热，反与凉药，则气消成大病矣！《外台秘要》云：阴盛发躁，欲坐井中，宜以热药治之。仲景少阴证，面赤者，四逆加葱白主之。

上外热内寒，烦躁，不可用凉药。

阴盛格阳

问：身冷，脉细沉疾，烦躁而不饮水者，何也？

此名阴盛格阳也。伤寒阴盛格阳者，病人身冷，脉细沉疾，烦躁而不饮者是也。若欲引饮者，非也。不欲饮水者，宜服霹雳散，须臾躁止得睡，汗出即差。此药通散寒气，然后热气上行，汗出乃愈。火焰散、丹砂丸并主之。

阴阳易，分阴阳（二）

问：身体重少气，阴肿入里，腹内绞痛，热上冲胸，头重不欲举，眼中生花，妇人则里急，腰胯连腹内痛者，何也？

此名阴阳易也。伤寒病新差，阴阳气未和，因合房室，则令人阴肿，入腹绞痛，妇人则里急，腰胯连腹痛，名为阴阳易也。其男子病新差，未平复，而妇人与之交接得病，名曰阳易。其妇人病新差，未平复，男子与之交接得病，名曰阴易。若二男二女并不相易，所以呼为易者，阴阳相感动甚，毒疫着人，如换易然。其病状身体热冲胸，头重不能举，眼中生花，四肢拘急，小腹绞痛，手足拳则皆死。其亦有不即死者。病若小腹里急，热上冲胸，头重不欲举，百节解离，经脉缓弱，血气虚，骨髓竭，便翕翕气力转小，著床而不能摇动，起止仰人，或引岁月不死。烧裈散、猳鼠粪汤、竹皮汤、干姜汤、青竹茹汤、当归白术汤，可选用之。

孙兆药

孙兆口诀，治阴盛隔阳伤寒，其人必躁热，不欲饮水者，宜服霹雳散。

附子一枚，烧灰存性，为末，蜜水调下，为一服而愈。此逼散寒气，然后热气上行而汗出乃愈。

阴毒甘草汤 (问难)

治伤寒时气，初得病一二日，便结成阴毒，或服药后六七日已上至十日，变成阴毒，身重背强，腹中绞痛，咽喉不利，毒气攻心，心下坚强，气短不得息，呕逆，唇青面黑，四肢厥冷，其脉沉细而疾。仲景云：阴毒三候，身如被杖，咽喉痛，五六日可治，至七日不可治也。

甘草炙　升麻　当归各二分　雄黄一分　蜀椒一分，去目　龟甲一两半，醋炙　桂枝二分

上㕮咀，每服五钱，水一盏半，煎至八分，去滓服。如人行地五里，须臾进一服，温覆取汗，毒当从汗出，汗出即愈。若未愈，作再服。

上此一条，举仲景言，至七日不可治，有别说。

举仲景六七日不可治何也

问：《活人》阴毒甘草汤举仲景云：阴毒三候，六五日可治，至七日不可治者，何也？

答曰：假令内伤冷物，中焦不和，或显少阴，或显厥阴，二脉无定，内阴之极，阳气逆而上行，至阳明则多错语，至太阳头复微痛，至少阳寒热间作，即非少阳外感正病也。然此经虽有寒热，其实脾先受之，卯酉之间，土居其中，是通胆肺，故如是也。内阳之外，至此欲竭，所以至七日不可治也。阴证

舌缩者，知心火绝也，则神去矣。又云：失神者亡。若阳证舌缩者，知少阴无水也。外感传六经，当先表而后下；内感传三阴，则止治三阴，药内增损加减，不复再用凉药也。内阳之外，不必次第传遍三阳，但至一经，却便至极高之分，所以七日不可治也。总六经俱尽之意，所以不必次第传遍三阳也。

海藏云：惟附子散明注阴毒唇青面黑，正阳散明注阴毒面青舌黑，二证别无伏阳，故药味皆温热辛甘而无苦寒也。

附子散

治阴毒伤寒，唇青面黑，身背强，四肢冷。

附子三分，炮裂，去皮脐　桂心半两　当归半两，锉，炒　半夏一分，姜制　干姜一分，炮　白术半两

上件为细末，每服二三钱，水一中盏，生姜半钱，煎至六分，去滓，不计时候热服，衣覆取汗，如人行地十里。未汗，再服。

正阳散

治阴毒伤寒，面青，张口气出，心下硬，身不热，只额上有汗，烦渴不止，舌黑多睡，四肢俱冷。

附子一枚，炮裂，去皮脐　皂荚一挺，醋炙，去皮弦子　干姜一分　甘草一分，炙　麝香一钱，另研

上细末，每服一钱，水一中盏，煎至五分，不计时候，和滓热服。

霹雳散

治阴盛隔阳，烦躁不饮水。

附子一枚，半两者，炮热取出，用冷灰焙之，细研，入真腊茶一大钱，和匀

分作二服，水一盏，煎至六分，临熟入蜜半匙，放温，或冷服之。须臾，躁止得睡，汗出即差。

火焰散

治伤寒恶候。

舶上硫黄　附子去皮，生用　新腊茶各一两

上为细末，先将好酒一升调药，分大新碗口中，于火上摊荡令干，合于瓦上，每一碗下烧艾熟一拳大，以瓦撑起，无令火著，直至烟尽，冷即刮取，却细研入瓷合盛。每服二钱，酒一盏，共煎七分，有火焰起，勿讶。伤寒阴毒者，四肢冷，脉沉细，或吐或泻，五心躁烦，胸中结硬，或转作伏阳在内，汤水不下，或无脉，先吃一服，如吐，却更进一服。服后心中热，其病已差，下至脏腑中。表未解者，浑身壮热，脉气洪大，宜用发表药。或表解者，更不发热，便得眠睡，浑身有汗，方可用下胸膈行脏腑药，渐用调和脾胃，补治元气汤散。如服此药，三二服不应者，不可治也。

论下膈行脏腑不可轻

海藏云：表后既解，不发热，得睡，身有汗，方可用下脏

腑药，此一句利害非轻。若稍少有痞结，亦当求脉之虚实，而下膈行脏腑，脉实则可，脉虚只宜和脾胃补元气。下文云：二药不应，犹不可治，可以妄下行脏腑乎？用者宜详。

举仲景先温后下不可轻

仲景伤寒脉浮，自汗出，小便数，心烦微寒，脚挛急，与桂枝汤。欲攻表，误也。得之便厥，咽中干，燥烦吐逆，作甘草干姜汤与之，以复其阳。若厥愈足温者，更作芍药甘草汤与之，其脚即伸。若胃气不和谵语者，少与调胃承气汤。

上此一条，先温后下，不可轻用，内别有消息。

丹砂丸

治伤寒阴阳二毒相伏，危恶形证。

舶上硫黄　水银　太阴石　太阳石　元精石各一两　硝石半两。

上件药末，先用无油铫子，以文武火炒，下诸药末，令匀如灰色，研细如粉面，生姜自然汁浸，蒸饼丸绿豆大。每服五丸，龙脑、牛黄、生姜、蜜水下，压躁也。若阳毒，枣汤下。阴毒，桂汤下。慎不得于屋底炒。

系阴阳二毒相伏匿

海藏云：此丸为阴阳二毒相伏匿，故用脑子、牛黄、蜜水调下。若明见只是阴证，别无伏阳，不宜用此下之。若有伏阳，当以仲景翕奄沉脉法责之，在许学士破阴丹条下。叔和云：短脉阴中有伏阳。

肉桂散

治伤寒服冷药过度，心腹胀满，四肢逆冷，昏沉不识人，变为阴毒恶证。

肉桂三分　赤芍药一两　陈皮一两　前胡一两　附子一两，炮　当归一两　白术三分　吴茱萸半两，洗，炒　木香三分　厚朴三分，制　良姜三分　人参一两

上粗末，每服五钱，水一中盏，枣三枚，煎至六分，去滓，不拘时候，稍热服。

上此一条，以其先是阳证，为服凉药过多，变为阴毒，故内有前胡一味，知少阳不止，乃用药之过也。与泻心汤加附子相似。

回阳丹

治阴毒伤寒，面青，手足逆冷，心腹气胀，脉沉细。

硫黄半两，研　木香半两　荜澄茄半两　附子半两，制　干姜一分　干蝎半两，炒　吴茱萸半两，汤洗，炒

上细末，酒煮糊为丸桐子大，每服三十丸，生姜汤下，频服，复以热酒一盏投之，以衣盖取汗。

返阴丹

治阴毒伤寒，心神烦躁，头痛，四肢逆冷。

硫黄_{三两}　太阴玄精石　消石_{各二两}　附子_{半两，炮}　干姜_半
_两　桂心_{半两}

上件药，用生铁铫铺玄精石末一半，次铺消石一半，中间下硫黄末，著消石盖硫黄，都以玄精盖上讫，用小盏合著，以三斤炭末，烧令得所，勿令烟出，直俟冷取出，细研如面，后三味捣罗为末，与前药同研令匀，软饭和丸桐子大，每服十五丸，艾汤下，频服，汗出为度。重则加三十丸。此方甚验，喘促吐逆者，入口便止。

上此一条，与丹砂丸中药味相似，当从阴阳二毒相伏匿法用之。

天雄散

治阴毒伤寒，身重背强，腹中疗痛，咽喉不利，毒气攻心，心下坚强，短气呕逆，唇青面黑，四肢厥逆，其脉沉细而疾。

天雄_{一两，炮，去皮脐}　麻黄_{半两，去根节}　当归_{半两}　白术_{半两}
半夏_{半两，洗}　肉桂_{一两}　川椒_{一分，去目，炒}　生姜_{二钱}　厚朴_一
_{两，去皮，姜制}　陈皮_{一钱，去白}

上粗末，每服五钱，水一盏，入生姜半钱，枣三枚，煎至五分，去滓，无时，稍热服，如人行十里，未汗，再服。

白术散

治阴毒伤寒，心间烦躁，四肢逆冷。

川乌头—两，炮，去皮脐　桔梗—两　附子—两，炮　白术—两　细辛—两，去苗　干姜半两，炮

上细末，每服一钱，水一中盏，煎至六分，稍热服，和滓，无时。

诸药寒佐品

海藏云：仲景白通汤、通脉四逆汤用猪胆汁苦寒，人溺咸寒。成无己云：所以去格拒之寒也。孙兆霹雳散用蜜水，《活人》霹雳散、火焰散用腊茶，返阴丹用消石，许学士正元散用大黄，此数法与白通汤、通脉四逆汤用猪胆汁、人溺同意，皆所以去格拒之寒气也。以上诸热药等，或用麻黄，或用升麻，或用前胡，皆所以随经而用之也。明汤液善加减者，要当识此。

许学士阴证例

阴毒三候

始得阴毒候　阴毒本因肾气虚寒，因欲事或食冷物，而后伤风，内既伏阴，外又伤寒，或先感外寒而后伏阴，内外皆阴，则阳气不守，遂发头痛腰重，眼睛疼，身体倦怠而甚热，四肢厥逆冷，额上及手背冷汗不止，或多烦渴，精神恍惚，如

有所失，三二日间或可起行，不甚觉重。诊之六脉沉细而疾，尺部短小，寸口或大（六脉俱浮大，或沉取之大而不甚疾者，非阴证也）。若服凉药，则渴转甚，躁转急。有此病证者，急服还阳退阴之药即安，惟补虚和气而已，宜服正元散、退阴散、五胜散。阴证不宜发汗，如气正脉大，身热而未差，用药发汗无妨。

阴毒渐深候　或寸口小而尺脉微大亦同。积阴感于下，则微阳消于上，故其候沉重，四肢逆冷，腹痛转甚，或咽喉不利，或心下胀满，结硬躁渴，虚汗不止，或时狂言，爪甲面色青黑，六脉沉细而一息七至以来。有此证者，速宜于气海或关元二穴灸三二百壮，以手足和暖为效，仍服金液丹、来复丹、玉女散、还阳散、退阴散之类，随证选用之。

阴毒沉困候　沉困之候，与前渐深之候皆同，而更加困重。六脉附骨取之方有，按之即无，一息八至以上，或不可数，至此则药饵难为攻矣。但于脐中灼艾半枣大，三二百壮以来，手足不和暖不可治也。偶复和暖，则以硫黄及热药助之。若阴气散，阳气来，渐减热药而和治之，以取差也。

正元散

治伤寒始觉吹冻著四肢头目，百节疼痛，急煎此服，如人行五里再服，或连三服，汗出立差。若患阴毒伤寒，入退阴散半钱同煎。或伤冷伤食，头昏气满，及心腹诸疾，服之无有不效。

麻黄　陈皮　大黄　甘草　干姜　肉桂　白芍药　附子
半夏　吴茱萸已上皆可制者制之，各等分

上麻黄加一半，茱萸减一半，同为末，每服一大钱，水一盏，生姜五片，枣一枚，煎至七分，热呷出汗，以衣被覆盖，汗出候干，解去衣。如是阴毒，不可用麻黄出汗。

元阳丹

乌头　干姜等分，并生用

酒面糊丸桐子大，每用十丸，生姜汤下，食前。治气痛，亦治阴毒。

退阴散

治阴毒伤寒，手足逆冷，脉沉细，头痛腰重，连三服。小腹伤冷，每服一字，入正元散同煎，入盐一捻。阴毒证咳逆，煎一服，细细热呷之便止。

川乌头　干姜等分

上为粗末，炒令转色，放冷，为细末，每服一钱，水一盏，盐一捻，煎半盏，去滓，温服。

五胜散

治伤寒头痛壮热，骨节疼痛，昏沉困倦，咳嗽鼻塞，不思饮食。兼治伤寒夹冷气，慢阴毒。

甘草　五味子　石膏各一两　干姜三两半　白术一两半

上为末，每服二钱，水一盏，入盐少许，煎七分，通口服。如冷气相夹，入姜枣煎。若治阴毒，入艾叶少许同煎。

玉女散

治阴毒气攻上腹痛，四肢逆冷恶候。

川乌头_{去皮脐，冷水浸七日后，薄切曝干，纸袋盛}

遇有患者，取为细末一大钱，盐一小钱，水一盏半，煎至七分，通口服。压下阴毒，所便后如猪血相似。未已，良久再服之。

运阳散

治阴毒面色青，四肢逆冷，心躁腹痛。

硫黄_{为末}

上用新汲水调二钱，良久，或寒一起，或热一起，便看紧慢，汗出差。

辨少阴紧脉证（仲景悉附）

有人患伤寒六七日，心烦昏睡，多吐，小便白色，自汗。予诊之，寸口尺中俱紧。予曰：寒中少阴之经，是以脉紧。仲景云：病人脉紧而汗出者，亡阳也，属少阴，法当咽痛而复下利。盖谓此也。或曰：脉紧属七表，仲景紧脉属少阴，紧脉属阳邪属阴邪？予曰：仲景脉寸口俱紧者，清邪中于上焦，浊邪中于下焦。又云：阴阳俱紧者，口中气出，唇口干燥，倦卧足冷，鼻中涕出，舌上滑胎，勿妄治也。又云：紧则为寒。又云：诸紧为寒。又云：或难曰紧脉从何而来？师曰：假令已汗若吐，以肺里寒，故令脉紧；假令咳，坐饮冷水，故令脉紧；假令下利胃虚，故令脉紧。又曰：寸口脉微（尺脉微），尺脉紧，其人虚损多汗。由是观之，则是寒邪之气入人经络所致，皆虚寒之脉也。其在阳经则浮而紧，在阴经则沉而紧，故仲景云：浮紧者名为伤寒。又曰：阳明脉浮而紧者，必潮热。此在阳则浮而紧也。在阴则沉而紧，故仲景云：寸口脉微，尺脉紧，至七八日自下利，脉暴微，手足反温，脉紧反出去者，此欲解也。此在阴则沉而紧也。仲景云：浮为在表，沉为在里，数为在腑，迟为在脏。欲知表里脏腑，先以浮沉迟数为定，然后兼于脉而别阴阳也。故论伤寒，当以仲景脉法为准。伤寒之必本仲景，犹兵家之必本孙吴也。舍是而之他者，是犹舍规矩而求方圆，舍律吕而正五音，可乎？

《活人》丹砂丸论阴阳二毒相伏，破阴只是伏阳一脉，阴中伏阳脉，即翕奄沉也。

破阴丹

硫黄　水银各一两　青皮　陈皮各半两，为末

上将硫黄铫子内熔，次下水银，用铁杖打匀，令无星，倾入黑茶盏内，研细，入末二味匀研，用厚麸糊丸桐子大，每服三十丸。如烦躁，冷盐汤下；阴证，冷艾汤下。

此一条与杨氏五神丹相若。

伏阳一证

此证六脉沉不见，深按至骨则弱紧有力，头痛身温，烦躁，指不皆冷，中满恶心，医多不识。学士脉曰：此阴中伏阳也，脉之当矣。学士却云仲景无此证，非无此证也。用热药则阴邪隔绝，反生客热；用寒药则阳气销铄，愈益毒气。必须散阴导火之剂，使火出水平，上下升降，大汗而解，或躁扰不宁，勿惊可也。《活人》例后，举前贤诸去格拒之寒，大热药中，佐以人溺、胆汁、茶、蜜、盐之类，虽各随经，大抵与学士破阴导阳之意同。吾是以知仲景有此证也，但言简而意有余矣。明者当识！

有人初得病，四肢逆冷，脐下筑痛，身疼如被杖，盖阴证也，急服金液、破阴等丹。其脉遂沉而滑，沉者阴也，滑者阳也，病虽阴而见阳脉，有可生之理，仲景所谓阴病见阳脉者生也。仍灸气海、丹田百壮，手足温，阳回得汗而解。或问滑脉之状，如何便有生理？予曰：仲景云翕奄沉。曰：何谓也？沉为纯阴，翕为正阳，阴阳和合，故名曰滑。古人论滑脉，虽云往来前却流利，展转替替，然与数相似，仲景三语而尽也。此三字极难晓会。然翕合也，言张而复合也，故曰翕为正阳；沉言忽降而下也，故曰沉为正阴；方翕而合，俄降而下，奄谓奄忽之间。仲景论滑脉，可谓谛当矣。其言皆有法，故读者极难晓会。

仲景评辨二章脉歌

浮大数动滑阳脉，阴病见阳生可得。

沉涩弦微弱属阴，阳病见阴终死厄。

阴阳交互最难明，轻重斟量当别白。

轻手脉微为在表，表实浮而兼有力。

但浮无力表中虚，自汗恶风常淅淅。

重手脉沉为在里，里实脉沉为亦实。

重手无力大而虚，此是里虚理审的。

风则虚浮寒牢坚，水停水蓄必沉潜。

动则为痛数为热，支饮应须脉急弦。

太过之脉为可见，不及之脉亦如然。

荣卫太甚名高章，高章相抟名曰纲。

荣卫微时名卑慄，卑慄相抟名损阳。

荣卫既和名缓迟，缓迟名沉此最良。

九种脉中辨疾证，长沙之脉妙难量。

阳结蔼蔼如车盖，阴结循竿亦象之。

阳盛则促来一止，阴盛则结缓而迟。

纵横逆顺宜审察，残贼灾怪要须知。

右手气口当主气，主血人迎在其位。

气口紧盛伤于食，人迎紧盛风邪炽。

数为在腑迟为脏，浮为在表沉为里。

脉浮而缓风伤荣，浮坚涩坚寒伤卫。

脉微大忌令人吐，欲下须防虚且细。

沉为气弱汗为难，三者须要当审记。

阳加于阴有汗证，左手沉微却应未。

趺阳胃脉定死生，太溪肾脉为根蒂。

脉来六至或七至，邪气渐深须用意。

浮大昼加病属阳，沉细夜加分阴位。

九至以上来短促，状若涌泉无入气。

更加悬绝渐无根，命绝天真当死矣。

病人三部脉调匀，大小浮沉迟速类。

此是阴阳气已和，勿药自然应有喜。

学士脉歌一篇，即仲景评辨二章也，要当识之。

韩祗和温中例

三阴总论

夫伤寒病之说，始自黄帝已开其端，主仲景方陈其条目，后世肤浅之学莫知其数。立言者只云病在表可发汗，病在里可下之，或云不可汗，或云不可下，即未尝有温中之说。仲景《伤寒》例云：尺寸俱沉细，太阴受病也；尺寸俱沉，少阴受病也；尺寸俱微缓，厥阴受病也。又辨太阴证云：太阴病，脉浮，可发汗，宜桂枝汤。又手足温，自利不渴，宜四逆汤。又腹满时痛，桂枝加芍药汤。辨少阴证云：少阴证，始得之，发热脉沉，麻黄细辛附子汤。又少阴病二三日，麻黄附子甘草汤。又少阴病，身体疼痛，手足寒，骨节痛，脉沉，附子汤。又厥阴病，吐利，手足逆冷，烦躁欲死，吴茱萸汤。又少阴病，脉沉，急温之，宜四逆汤。今举仲景论中数条，最是治三阴病之良法。今世之用，尚有未尽证者。愚尝校自至和初岁，迄于今三十余年，不以岁之太过不及为则，每至夏至以前，有病伤寒人十中七八，两手脉俱沉细数，多是胸膈满闷，或呕逆，或气塞，或腹鸣，或腹痛，与仲景三阴病说，脉理同而证不同，因兹不敢妄投仲景三阴药。才见脉沉及胸膈满，便投下药下之，往往不救。尝斟酌仲景理中丸与服之，其病势轻者，即胸中便快，其病势重者，半日许满闷依然。或有病人脉沉细迟，投仲景四逆汤温之，多药力太热，后必发烦躁。因较量此形证，今别立方以治之，得多对证之药，不可不传焉。

上此一条，非四逆热而不当也，仲景当汉之末，韩氏当宋之隆，时世异也。

病人但两手脉沉细数，或有力，或无力，或关脉短及力小，胸膈塞闷，气短不能相接者，便可随脉证投温中药以治之。此一法甚活。

病人两手脉沉迟，或缓或紧，皆是胃中寒也。若寸脉短及力小于关尺者，此阴盛阳虚也。或胸膈满闷，腹中胀满，身体拘急者，手足逆冷，急宜温之。

若立春以后至清明以前，宜温中汤主之；清明以后至芒种以前，宜橘皮汤主之；芒种以后至立秋以前，宜七物理中丸主之。此皆随时也。

温中汤

丁皮一两　干姜二钱　白术二钱　陈皮二钱　丁香二钱　厚朴一两，姜制

上为末，每服二钱，水一盏，葱白三寸，荆芥五穗，煎至七分，去滓，热服。三服未快，手足尚逆，呕吐，更加舶上丁皮二钱，干姜二钱，炮用。

橘皮汤

陈皮一两　藿香三钱　白术二钱　葛根二钱　厚朴一两，姜制

上为末，每服二钱，水一盏，生姜一块，枣大破，同煎至七分，去滓，热服。如三服未快，手足尚逆，呕吐不定，加半夏三钱，丁香枝杖半两，每服加葱白三寸煎服。

七物理中丸

白术二钱　干生姜一钱　人参三钱　桔梗三钱　葛根三钱　藿香叶二钱

上细末，炼蜜为丸弹子大，每服一丸，水一盏，煎至七分，和滓热服。如三服未快，手足尚逆，呕者，加半夏二钱，干姜二钱，炮。

和解因时，寸口脉小

病人两手脉沉细无力，虽三部脉力停，亦是阴气盛也，更不须候寸脉短治之，或胸胁满闷，身体拘急疼痛，手足逆冷，速宜温中药和之。

上此一条，不须候寸脉短一句，然当不若曰三部既沉，便是无寸口也。

若立春以后至清明以前，宜厚朴丸主之；清明以后至芒种以前，宜白术汤主之；芒种以后至立秋以前，宜橘皮汤主之。

上此一条，李思训举和解因时一说，与韩氏相似。然汤液仲景四时之法，固以备矣，以其后人不识，故韩、李为是丁宁也，此亦大概耳！若应见违时，只可随应见而治之。

海藏云：仲景既言春为温病，夏为热病，长夏为大热病，随经之药，加减轻重，便为因时和解也。正治应见，便是活法，韩、李因时定药，是则然矣！证复违时，定药难用，若用定药，却是不因时也。假令立春、清明、芒种、立秋，即岁之主气也，定时也。若岁之客气司天在泉，太过不及，胜复淫，至而不至，未至而至，岂可定时为则邪？主气为病，则只论主气；客气为病，则只论客气；主客相胜，上下相召，有万不同之变。人之禀受虚实，亦犹是也。以此言之，则仲景大经之言尽矣，但患世之医者不知耳！此亚圣言简而意有余也。后之贤者，辞多而意少，务救一时之弊，云此韩、李为是因时一说也。是说也，又为庸医执方疗病者设，非敢为仲景别立一法也。噫！二公虽不足为汉之仲景，亦足以为今之仲景也。

厚朴丸

当归半两　丁香枝杖半两　厚朴一两，姜制　细辛一钱　人参三钱　甘草半两，炙　干姜半两，炮

上为末，炼蜜为丸，弹子大，每服一丸，水一盏，煎至六分，和滓热服。三服后脉尚细，及寸脉尚细无力，每服加葱白三寸，同煎服。

此一条言寸脉小者，阳不及九天也，加葱以通经。

白术汤

白术　半夏　当归　厚朴制　干生姜以上各半两　丁香三钱

上为末，每服三钱，水一盏，生姜一枣大，打破同煎，至七分，去滓热服。三五服后脉未有力，寸脉尚小，加细辛半两，每服加葱白三寸，同煎服之。寸口小，加细辛散阴升阳。

橘皮汤

橘叶半两　藿香三钱　葛根三钱　半夏半两　厚朴姜制，半两

上为末，每服三钱，水一盏，生姜一如枣大，同煎至七

分，去滓热服。三五服后脉尚小，手足逆冷，加细辛三钱。

病人胸膈满闷，时时呕逆，肢节疼，两胁下痛，腹中鸣，此是有停饮，宜二苓汤。

二苓汤

赤茯苓　木猪苓　白术各半两　滑石一两　通草一钱　白豆蔻一钱　丁皮三钱　陈皮二钱　桂枝半两

上为末，每服三钱，水一盏，煎至七分，去滓热服。小便未快，加瞿麦三钱。呕未止，加半夏半两。淅淅恶寒甚，每服加葱白三寸。

上此一条，举李思训调小便例同。

灰包熨法

病人服前药，胸膈不满闷者，此上焦有阳也，或药力太过，上焦有热，腹满虚鸣，时时疠痛。此是被阳药消逐，得上焦阴气并入下焦也。虽是下焦积寒冷，上焦阳盛，更难投温下焦药也。当用灰包法：炭灰或桑柴灰二三升许，入好醋拌和，干湿得所，铫内炒令灰热，以帛包裹，置脐下熨之，频换灰包令常热，以腹不满痛为度。或初熨时，病人不受者，勿听，但令极熨之，不住灰包可也。如灰包熨后，得下利一两行，或小便二三升，或微似有汗，此是阴气外出，或下泄也，勿疑之，病轻者乃得愈也。后出余气而解，举此为例。

霜露饮冷寸脉小同候

病人三部脉沉，寸脉力小于关尺，此为阴盛，当投温中药以消阴气。温中药者，厚朴汤、陈皮、人参、白术、藿香、当归、干姜、细辛之类是也。

海藏云：霜露山岚雨湿雾露之气与饮冷，寸口脉小，同诊一法，神术汤后举此。韩氏三部脉沉，寸口小于关尺，为证一体。

阳气下陷躁

病人若因服下药太过，两手脉沉细数，肢体逆冷，烦躁而渴者，此是阳气下陷入丹田，阴气厥逆满上二焦，故令人躁，此名下阴躁也。医者见病人烦躁，又不询其端由，亦不详其脉理，便用凉药治之。凉药既下，病势愈甚，至于困极不救者多矣！

阳证下之成阴

病人因下之太过，两手脉沉迟细而无力，或遍身及四肢逆冷，烦躁而渴，或引饮不休，好泥水中卧者，须用性热药治之。凡投性热药，皆须冷服，何故如是？今谓病人腹中阴气太盛，若投汤剂，即阴阳相击，药下即吐，须候汤剂极冷即投之。投之不吐者，盖腹中阴气与冷饮相逢，即同气相从尔，故药下不吐也。药虽冷，久则必热，所谓始同而终异也。故醇酒冷饮，久即发热。假令投仲景四逆汤之类，一依前说。若病人不烦躁，即热药可温服之，下后躁渴引饮不休，与伤冷只好饮冷同意。

上此一条，本是阳证下之成阴，非阳气上行而躁，乃阳气下陷而躁，即同伏阴脉也。叔和云：短脉阴中有伏阳。

热药冷服脉内有伏阳（品）

海藏云：热药冷服，内有伏阳则可。若脉已虚，按之全无力，或病人素无所养，只可温服，不然阴气必不能酝酿回阳，利害非轻。

海藏老人阴证例总论

神术汤 三阳证加减，吹奶

治内伤饮冷，外感寒邪无汗者。

苍术制，二两　防风二两　甘草炒，一两

上吹咀，生姜水煎，加葱白三寸，治吹奶如神。调六一三钱。

太阳证发热恶寒，脉浮而紧者，加羌活。

太阳证脉浮紧中带弦数者，是有少阳也，加柴胡。弦为弦而有力。

太阳证脉浮紧中带洪者，是有阳明也，加黄芩。

已上三证，约量每服加二钱匕。不论三阳，妇人服者，加当归尤佳。

神术汤六气加减例

太阳寒水司天，加桂枝、羌活。

阳明燥金司天，加白芷、升麻。

少阳相火司天，加黄芩、地黄生。

太阴湿土司天，加白术、藁本。

少阴君火司天，加细辛、独活。

厥阴风木司天，加川芎、防风。

上神术汤六气加减法，非止为司天之气设也。至于岁之生气，与月建日时同前应见者，皆当随所应见，依上例而加减之。

《日华子》云：滑石治乳痈，利津液。《生气通天》云：平旦人气生，日中而阳气隆，日西而阳气已虚，气门乃闭。是故暮而收拒，无扰筋骨，无见雾露，反此三时，形乃困薄。

王氏云：阳气出则出，阳气藏则藏。晚阳气衰，内行阴分，故宜收敛以拒虚邪。动筋骨则逆阳精耗，见雾露则寒湿交侵，顺此三时，乃天真久远。

扁鹊云：脉一呼一吸皆四至而涩者，邪中雾露之气。

仲景云：清邪中于上焦。又云：霜降已后，春分已前，中雾露者，皆为伤寒。

神术加藁本汤

每服内加二钱匕，以意消息。

神术加木香汤

每服内加二钱匕，以意消息。

问病人中霜露山岚雨湿之气，头项身体不甚痛，但四肢沉困，饮食减少，或食已痞闷，寸脉隐小，与内伤饮冷相似，何也？

答曰：此膏粱少有，贫素气弱之人多有之。以其内阴已伏，或空腹晨行，或语言太过，口鼻气消，阴气复加，所以成病。经云：天之邪气，感则害人五脏。虽不饮冷，寸口亦小。又云：伤于湿者，下先受之。故从内感而求其类也。仲景云：浊气中于下焦，以此。

论雾露饮冷同为浊邪

经云：清邪中于上焦，浊邪中于下焦，均雾露也，故寸口小。内伤饮冷，寸口亦小。雾露入腹，虽不饮冷，与饮冷同。内伤饮冷虽非雾露，与雾露同，何哉？脉皆阴而寸口小耳，此云岐子复断浊邪中于下，为饮冷同伤也。韩氏言寸口脉微而小，即不可下，则阴盛阳气不能升于九天可知矣！

白术汤

治内伤冷物，外感风邪有汗者。

白术二两　防风二两　甘草一两，炙

上㕮咀，每服秤三钱，水一盏，生姜三片，同煎至七分，去滓，温服，无时，一日止一二服，待二三日渐渐汗少为解。《活人》防风白术牡蛎汤，当在此下。

风温证（加减四）

风温证，面赤自汗，嘿嘿不欲语，但欲寐，两手脉浮而缓，或微弱，此证不宜发汗。若汗之，似令人筋惕肉瞤，或谵言独语，或烦躁不卧。若下之，直视失溲便。若火之，发狂似惊痫，一逆尚引日，再逆促命期。《活人》本方葳蕤汤，以有麻黄，故不敢用，宜用上白术汤主之。

头眩汗出，筋惕肉瞤者，加牡蛎。

腰背强硬者，加羌活。

舌干发渴者，加人参。

身灼热甚者，加知母。若内伤冷者不加。

体重多汗者，加黄芪。

黄芪汤

治伤寒内感拘急，三焦气虚自汗，及手足自汗，或手背偏多，或肢体振摇，腰腿沉重，面赤目红，但欲眠睡，头面壮热，两胁热甚，手足自温，两手心热，自利不渴，大便或难，或如常度，或口干咽燥，或渴欲饮汤，不欲饮水，或少欲饮水，呕哕间作，或心下满闷，腹中疼痛，或时喜笑，或时悲哭，或时太息（去声），或语言错乱失志。世疑作谵语狂言者，非也，神不守室耳！始得病，寤寐之间，或恐或悸，头项不甚痛，行步只如旧，阴气盛阳气走也。两手脉浮沉不一，或左右往来无定，便有沉、涩、弱、弦、微五种阴脉形状，举按全无力，浮之损小，沉之亦损小，皆阴脉也。宜先缓而后急，缓宜黄芪汤。

人参　黄芪味甘者　白茯苓　白术　白芍药已上各一两　甘草七钱半，炒

呕吐者，加藿香半两，生姜半两，如无，干者代之。

上咬咀，生姜水煎，量证大小，加减多少用之可也。如大便结者，宜调中丸主之。

调中丸

白术　白茯苓去皮　干生姜　人参　甘草炙

上等分，为极细末，炼蜜丸，每两作十丸或五丸，每服一二丸，水少许，煎服之。

问：三四日后渐重，必躁乱不宁者，何也？

经云：阳盛则发厥，阴盛则发躁，物极则反也。《外台秘

要》云：阴盛发躁，名曰阴躁，欲坐井中。然阴躁一证，汗下后多有之。仲景云：汗下后仍不解，烦躁者，茯苓四逆汤主之。内感阴证，饮冷胃寒而躁者，与汗下后烦躁同。厥阴热上冲胸而发躁者，火独炎上故也。

若病重急治者，宜黄芪汤内每服加干姜重一钱，与仲景理中汤同意。大便结者，理中丸主之。

理中丸

人参　白术　甘草炙　干姜炮，恐热，以干生姜代之

上等分，炼蜜丸，每两作五丸，白汤化下，水煎服之亦得。缓后失治，急也。

尤急者，若无汗，宜附子干姜甘草汤；若自汗者，宜附子白术甘草汤。量脉证可宜四逆汤、真武汤、通脉四逆汤等，宜选用治之。至于用附子，不得已也。若身与四肢俱热，不至于凉，或厥逆，不宜用附子，故理中有四顺。理中汤丸之名四顺者，手足自温不厥逆是也。

急则失治，尤急也。

论阴证躁不躁死生二脉

阴证阳从内消，服温热药烦躁极甚，发渴欲饮，是将汗也，人不识此，反以为热，误矣！热上冲胸，服温热药，烦躁少宁，反不欲饮，中得和也。人若识此，续汤不已愈矣！一则

始病不躁，药而躁，脉当浮之实大，阳气充也，手足温和则生；若浮之损小，阳气走也，手足厥逆则死。一则始病躁，药而不躁，脉沉之实大，阳气回也，手足温和则生；沉之损小，阳气消也，手足厥逆则死。二证服温热药，阳气不能充与不能回者，经云：责其无火也。

问：下之，而其脉反大者，何也？

答云：下之而脉小者，理所当然。小犹可生，生之则易。仲景云：下之而脉反大者，虚也，阳将走而变。医若不识而复下之，则气消而成大阴矣！亦有阴躁发热不止，大渴欲饮冷，热上冲胸，火独炎上，亦将尽也。以阴遍身皆寒，惟存胸中火，阴独持权，不相管辖，迫而至此，与下之而脉大同意。下之脉大，别不见热处，阴躁发热，但脉小耳！一则见脉不见证，一则见证不见脉。又经云：下利脉大者，虚也，以其强下之故也。设脉浮革，固卤肠鸣者，属当归四逆汤。革为寒，寒虚相抟则肠鸣。

发汗病不解，反恶寒者，虚故也，芍药甘草附子汤主之。发汗若下之，病仍不解，反烦躁，茯苓四逆汤主之。汗下后，白日烦躁不得眠，夜而安静，不呕不渴，无表证，脉沉微，身无大热者，干姜附子汤主之。

举古人论阴证辨

若病在少阴，则有面赤，默默不欲语，但欲寐，或四肢厥逆，或身表如冰石，脉沉细。

若病在厥阴，则四肢厥逆，爪甲青，面鳌目黑色，或自汗不止，脉沉弦无力。

若病阴毒证，身表如冰石，四肢厥逆，体如被杖，脉沉细而微，或六至以至八至、九至、十至而不可数，此等阴证，易为明辨。

惟太阴一证，手足自温，自利不渴，尺寸脉俱沉而弱，仲景云：宜温之，重则四逆汤。若脉浮者，桂枝汤。惟此一证，与内感外阳内阴相似。外阳内阴者，即前黄芪理中等汤，调中、理中等丸所治者是也。此等阴证，非古人不言，仲景评脉，首言大、浮、数、动、滑，此名阳也；沉、涩、弱、弦、微，此名阴也。非止为外感设，内感之理在其中矣。又云：阳涩而阴弦，腹中急痛者，小建中汤主之，则内外所感明矣！至如所言阴病见阳脉者生，阳病见阴脉者死，此一句即圣人大概之言也。以其阳病见阴脉，故有外阳内阴者，与阳药俱得其生矣。药当从温，不可遽热，黄芪汤之类是也。

上此一条，说古人不尽之意。

论元阳中脱有内外

或有人饮冷内伤，一身之阳便从内消，身表凉，四肢冷，脉沉细，是谓阴证，则易知之。若从外走，身表热，四肢温，头重不欲举，脉浮弦，按之全无力。医者不察，便与表药双解等，复使汗出，三焦之气绝，以此杀人者多矣！或自服蜜茶及沐浴盖覆，强令汗出，以致变证不救，如此自杀者亦多矣！身冷脉沉，服调中药，阳自内之外，身体温和而愈。脉浮弦细者，服调中药，阳从内生，唤入外热，复得脉平温和而愈。此证不可不察也。故仲景云：太阳病发热恶寒，热多寒少，脉微弱者，此无阳也，不可发汗。

上此一条，双解、蜜茶、沐浴，阴证皆不可用。

又经云：脉濡而紧，濡则胃气微，紧则荣中寒，阳微卫中风，发热而恶寒，荣紧卫气冷，微呕心内烦。医为有大热，解肌又发汗，亡阳虚烦躁，心下苦痞坚，表里俱虚，渴卒起而头眩，客热在皮肤，怅怏不得眠，不知胃气冷，紧寒在关元。

上此仲景濡紧二脉，即外热内寒证也。

论宜灸不宜灸并汤沐四肢法

古人谓少阴、厥阴、阴毒三证，则宜灸，或用葱熨等法，皆为身表凉故也。若阴气在内，阳气在外，身表壮热，手足大温或热不等，则不宜灸之。若遇前三证，用热醋炒麸注布袋中，脐下熏蒸熨极妙。又云：三阴证，陷骨、歧骨间三五七壮灸，足温生。

《活人》阴证，诸药不效，并汤水不下，身冷脉绝，气息短，不知人，用葱熨法，本为上热下寒也。二法虽妙，莫若用上醋拌麸炒热，注布袋中，脐下熏蒸，比上二法尤速。若更以葱白煎浆作汤，以沐四肢亦可。若病人服药后，欲作汗时，用汤沐以接四肢阳气尤佳。

外接法

干姜二，炮为细末，石决明一，另研细，秤，拌匀。每用二三钱匕，手心中以津唾调如泥，以手奄其阴，至暖汗出为度。以牡蛎代决明亦可，牡蛎烧粉用。

一法丁香、荜拨、干姜、牡蛎。

一法治水癞偏大，上下不定，疼痛不止，牡蛎不以少多，盐泥固济，炭三斤，煅令火尽，冷取二两，干姜一两，炮为细末，二味和匀，冷水调得所，涂病处，小便大利即愈。

脐下六穴

神阙一穴，脐中，禁针，刺之令人出恶汁不止。

阴交一穴，脐下一寸。

气海一穴，一名孛央，阴交下五分。

石门一穴，脐下二寸，三焦之募，女子禁灸，恐绝产也。

关元一穴，脐下三寸，小肠之募，为下纪三阴，任脉会。

中极一穴，脐下四寸，为气原。

论谵言妄语有阴阳

举阳证 《活人》云：发躁，狂走妄言，面赤咽痛，身斑斑若锦文，或下利黄赤为阳毒者，以其脉洪大而实，或滑或促，故用酸苦之药治之。

成无己云：有汗出谵语，有下利谵语，有下血谵语，有热入血室谵语，有三阳合病而谵语，有过经不解而谵语，皆阳证也。惟有发汗过多，亡阳谵语者，不可下，柴胡桂枝汤主之，此外感汗多亡阳谵语也。

海藏云：有内感伤冷，语言错乱，世疑作谵语者，神不守舍也，止是阴证，此特脉虚而不实耳！

《内经》云：谵妄悲笑，皆属于热。《难经》谓：面赤，喜笑，烦心，亦属于热。大抵此等证脉皆洪实，按之有力。若此等证脉按之无力，即阴气内充，阳气外游于皮肤之间，是无根之火也。阳气及心火入于皮肤之间，肺主皮毛，故有谵妄悲笑及面赤喜笑烦心之证。岂特是哉！所有胸背两手斑出者，有唾血丝者，有鼻中微衄者，不当作阳证，当作阴证治之。故

《活人》辨证，不取诸于他，而独取诸脉，无如此最为验也。其言可谓尽善矣，可谓尽美矣！

本草孙真人热药治血证（三）

《本草》云：干姜止唾血，硫黄治衄血。孙真人用桂心治唾血。

论下血如豚肝

下血如豚肝者，饮冷太极，脾胃过寒，肺气又寒，心包凝泣，其毒浸渗，入于胃中，亦注肠下，所以便血如豚肝，非若热极妄行，下血而为鲜色也。此中气分而下行，故令人便血。若中气逆而上行，故令人呕血、吐血也。亦非若阳证上行而溢出鲜血也。大抵阴阳二证，上行者为呕为吐为溢，顺行者为下为便为泻，其名虽异，其实则同。

论阴阳二络

《甲乙经》云：经者所不可见者也，络者所可见者也，外之沟渠是已。然络亦有不可见者乎？曰：六腑连及五脏，是为所不可见之络也。阳络泛溢，《难经》云：宜砭射之。阴络为病，何以知之？黄帝曰：邪热入于阳络，则为鼻血；邪热入于阴络，则为后血。以是知阴络病也。鼻血者在上，溺与后血者在下也，若吐呕者，是知在中也。至于伤寒上厥下竭之证，或从耳目，或从口鼻，血俱出于上窍，然各随其脏与经也。

谵语死脉

扁鹊云：病若谵言妄语，身常有热，脉当洪大而反手足厥逆，脉沉细而微者死也。

又云：假令心病，何以知伤寒得之？然：当谵言妄语。何以言之？肺主声，故知肺邪入心，为谵言妄语也。其病身热，洒洒恶寒，甚则唾咳。其脉浮大而涩。

仲景云：谵言妄语，身微热，脉浮大，手足温者生，逆冷脉沉细者，不过一日死矣！

又云：谵言妄语，脉涩者死。

已上皆阳证得阴脉也。

又云：发汗多，重发汗者必亡其阳，谵语脉短者死。

上此重发汗亡阳者，变阴也，又得阴脉死也。

论自汗分阴阳

成无己云：伤风自汗，汗出恶风寒者，有表也。汗出不恶风寒者，表解里未和也。有阳明发热汗出，此为热越。有阳明发热汗多者，下之。

海藏云：内感伤冷，自汗，大恶风寒。汗出身凉不热者，阴证也；汗出身热得阴脉者，亦阴证也。

论手足自汗

手少阳之脉，三焦之经，起于小指、次指之端，上出两指之间，循手表腕，出臂外两骨之间，上贯肘云云。手背偏多者，三焦之气脱也。经云：手足溅然汗出，大便硬而谵语，下之则愈。以其热聚胃，津液旁达，故手足染染汗出也。成无己云：寒聚于胃，有手足汗出者乎？经云：阳明中寒者不能食，小便不利，手足溅然汗出，欲作痼瘕，即是中寒也。

海藏云：故内感阴证，有手足逆冷而自汗者，手足自温而自汗者，厥阴、太阴之异也。

上此一条，虽是三焦四逆温和，关他二经，不可不知。

论四肢振摇

成氏责其为虚寒，欲汗之，其人必虚蒸而振，下后复汗而振者，表里俱虚也。亡血发汗则寒栗而振，气血俱虚也。有振振欲擗地者，有振振动摇，二者皆汗多亡阳，经虚不能自主持，故振也，非振栗之可比也。

经曰：若吐下后，心下逆满，气上冲胸，起则头眩，发汗则动经，身为振摇者，茯苓桂枝白术甘草汤主之。

太阳病发汗不解，其人仍发热，心下悸，头眩，身瞤动，振振欲擗地者，真武汤主之。二药皆温经益血助气之剂。

海藏云：惟好饮、房室之人，真元耗散，血气俱虚，或因劳而振，或不因劳而振，或因内感阴盛阳脱而振者，皆阴证也。

初病形状

若因房室而得，便有阴阳易条中形状，头重不欲举，目暗生花，热上冲胸，少气，声不出，少腹小腹痛引阴中，或阴入于里，胫寒而痛。此等阴证，四肢故多振摇。始得此病时，脉虽举按有力，不可作阳证治之。若与阴药，变寒必矣！亦不可用太热之药，作阴极治之，热过则转生他证。当以补气温血之药调之，元气渐生，可得而愈。若脉已微，面色眉间变黑，唇吻不收，爪甲微青，当用热药攻之。若经汗下，热药不可热服，当令似温，则阴气不拒。经云热因寒用，此之谓也。

上此一论，自为颇有理，可以发明古人所不言处。

论阴证始终形状杂举例

若病人面赤者，下虚也。手足振摇者，为元气无主持也。腰腿沉重者，三阴经受寒湿也。或恐或悸者，知阴寒之邪在手足少阴也。喜笑则为痴，悲怡则为惨，手少阴、太阴也。头项不甚痛，行步只如旧，知寒邪之气不在经而在里也。若头项痛者，内之外逆上行而至于经矣。或已有冬伏寒邪，始得内感便发，头项痛亦无定也。或时太息者，《灵枢》云：心不足则心系急，心系急故太息以舒之，是知手少阴心火不足也。前人云去声是已。

已上初病时，多有形状如此等类。

身如被杖者，阳气尽而血脉凝涩，不能荣于身也。色青黑，肾肝子母二色，真脏见也。手足倦而卧者，四肢之阳气尽，而阴气贵收也。卧而面壁者，阴欲静也。恶闻人与语者，阴欲默也。昏昏欲寐者，元气杂绝，邪热攻肺也。或欲寐以自养，及目白睛而赤者，肺受火邪也。三四日之间，或可行步，不甚觉重者，阳犹在外也。五六日阴盛，热药不能回者，阴主杀而暴绝，非若阳气徘徊不已，而欲其生生也。初病面赤胀者，下虚故也。至于死，先青而后赤者，阳气不生，温令不行而就北方寒也，其逆行如此。经云：阳气前绝，阴气后竭者，其人死，身色必青；阴气前绝，阳气后竭者，其人死，身色必赤。若阴阳二毒相匿，或只伏阳，此等阴证，或身半以上经汗死，即不青黑者亦有之。

遍身青黑如花厥

厥阴有遍身青黑如花厥状，何也？

答曰：阳气不能营运于四肢，身表经络遏绝，气欲行而不得行，及其得行而遽止之，故行处微紫色，不得行而止处不青则黑也。所以身如被杖，有有处，有无处也。遍身俱黑，阳气全无也。故《经络论》云：寒多则凝泣，凝泣则青黑；热多则淖泽，淖泽则黄赤。此之谓也。

伤寒发厥有阴阳

夫厥者，有阴有阳。初得病身热，三四日后，热气渐深，大便秘结，小便黄赤，或语言谵妄而反发热者，阳厥也。初得病，身不热，三四日后，阳气渐消，大便枣利，小便清白，或语言低微而不发热者，阴厥也。二证人多疑之，以脉皆沉故也。然阳厥而沉者，脉当有力；阴厥而沉者，脉当无力也。若阳厥，爪指有时而温；若阴厥，爪指时时常冷也。仲景云：伤寒三二日、四五日厥者，必发热，前热者后必厥，厥深者热亦深，当下之，宜承气汤。又云：伤寒脉滑而厥者，里有热也，白虎汤主之。仲景云：伤寒下利清谷，里寒外热，手足厥而脉微，微者里有寒也。汗出而厥者同。又云：阴病下利而脉微者，里有寒也，白通汤主之。

一法无脉利不止，白通加猪胆汁，以其咽干而烦也。

已上病急，或尤急，多有此形状等类。

论阴证发渴

举阳证 夫足少阴肾经，其直行者，上贯肝膈入肺中，系舌本，肾恶燥，故渴而引饮。经云：口燥舌干而渴，尺寸脉俱沉，则知肾受热邪，为阳证也，当下之。

阴证口干舌燥，非热邪侵凌肾经也，乃嗜欲之人，耗散精气，真水涸竭，元气阳中脱（坎内阳爻是也）。饮食伤冷，变为枯阴，阳从内消者，或不渴，阳游于外者，必渴而欲饮也。然欲饮，则饮汤而不饮水，或有饮水者，纵与不任，若不忍戒，误多饮者，变由是而生矣。此等舌干欲饮冷水，抑而与之汤，及得饮汤，胸中快然，其渴即解。若以渴为热，汤能解之乎？不惟不能解其渴，其热从而愈甚矣。以是知为阴证也，夫何疑之有！

论阴证咳（一作吃）逆（许学士退阴与正元同煎，以治阴证咳逆）

夫逆病咳逆，火炎上，使阴气不内也。阴气者，即吸入之阴气也。阴证内寒，与吸入之阴同类，当气顺下而无咳逆也。今阴证咳逆，吸入之阴不得内者，何气使然哉？（举阳证）且阳证咳逆者，胃热失下也。阴气先绝，阳气后亦将竭，火独炎上，逆出阴气而为咳逆也。阴证者，内已伏阴，阴气太甚，肾水擅权，肝气不生，胃火已病，丁火又消，所有游行相火，寒邪迫而萃集于胸中，亦欲尽也。故令人发躁，大渴引饮，并去盖覆，病人独觉热，他人按执之，身体肌肉骨髓血脉皆寒。此火即无根之火也，故用丁香、干姜之类热药温胃，其火自下，咳逆方止。非若凉膈、泻心以治阳证，自上而下，泻退其火，阴气乃生。阴证咳逆，从呕哕而生，胃寒呕哕不已，咳逆继之，其声快怅，连续不已，声末而作咳逆，古人云烦冤是也。烦冤者，有情不能诉，有怀不能吐，故为快怅，唯阴证阳脱而咳逆者，其状似之。阳证咳逆，内热与上热相接，咳逆止在喉中；阴证咳逆，呕从内出，或先作去声，或与去声相并而至喉中，故用温胃益肺之药主之。中既温，天五之气与残火自下，又与胃中温药相接，变而阳气生也。殆无异丧家之人，遑遑无依，契昔挽留，故都是反与相并立而干成其事，阴气始退，阳气渐生，脉亦从之而得以获生也。

《灵苑》治阴证咳逆，匀气散。

川乌头尖者三个，炮制，去皮脐

上为细末，每服二钱，黑豆二十一粒，糖沙鸡头入大水一盏，同煎至六分，承热细细饮之。

《本事》治阴毒吃逆。

川乌头　干姜　附子俱炮　肉桂　芍药　甘草炙　半夏吴茱萸　陈皮　大黄

上各等分，为末，每服一钱，水一盏，生姜三五片，煎至七分，去浊滓，取清，热呷。

阴证发热

《活人》云：发热恶寒者，太阳也；身热汗出濈濈然者，阳明也；脉细头痛呕而发热者，少阳也。

问：阴证有发热者，何也？

答曰：太阴、厥阴皆不发热，只少阴有发热二条，仲景谓之反发热也。少阴始得之，发热脉沉者，麻黄附子细辛汤主之。少阴病下利清谷，里寒外热，手足厥逆，脉不出者，通脉四逆汤主之。断云：大抵阴证发热，终是不同，须脉沉细，或下利，手足厥。另有阴躁发热，欲坐井中一条。此例当在少阴条下。

仲景云：吐利汗出，发热恶寒，四肢拘急，手足厥逆，四逆汤主之。又云：吐利，小便复利而大汗出，下利清谷，内寒外热，脉微欲绝者，四逆汤主之。病发热头痛，身体不痛，急当救里，四逆汤主之。下利清谷，里寒外热，汗出而厥者，通脉四逆汤主之。大汗出，热不去，内拘急，四肢疼，又下利厥逆而恶寒者，四逆汤主之。

论阴证大便秘

阳阴二结，寒热不同，为躁一也。盛暑烁金，严冬凝海是也。

举阳证 经云：其脉浮而数，能食不大便者，此为实，名阳结。其脉沉而迟，不能食，身体重，大便反硬者，名曰阴结。又云：无阳阴强，大便硬者，不可下，下之则清谷满腹，宜理中丸主之。叔和云：弦冷肠中结。洁古云：脉沉弦，不能食而不大便，则为阴冷结也。

论阴证小便不通（举仲景、《活人》例卷末有外接法）

举阳证 假令阳病者，太阳之标不解，复入于本，发热恶寒而渴，五苓散主之。是湿热在下，故令秘而不通。余证不通者，随经而治之。若阴证不通者，脉迟细，浮中沉不一，阴气已盛，阳气欲绝，小便当自利，而色白反不通者，阴无以化，凝泣枯涸，如水之结冰，津液不行，故闭而不通也，当用热药主之。阴得阳而化，津液乃行，所以便也。大不可用利小便之药利之，四逆汤加茯苓是也。与仲阳硫黄丁香豆蔻散内有滑石同意。大抵非茯苓、滑石二药利小便也，盖二味引热药下行，不入他经，为效速也。

经云：阳明中寒者不能食，小便不利，手足濈然汗出，欲作痼瘕，即是中寒，与此同意。《内经》云：诸寒收引，皆属肾水。引而下之者，小便自利；收而闭之者，小便不通也。又经曰：肾主大小二便。虽阴阳二证，在其中矣。

成无己云：阴阳相杂为之和，阴阳相离为之结。火亦有下收字处，以其心虚也。

仲景真武汤加减例云：小便自利者，去茯苓一味。四逆散加减法：小便不利者，加茯苓。小柴胡加减法：小便不利者，加茯苓（《活人》云：阴证腹痛，小便不利者，真武汤也）。

《活人》云：若阴证加以小便不通，及阴囊缩入小腹，绞痛欲死者，更以脐下二寸石门穴，大段急灸之，仍须与返阴丹、当归四逆加吴茱萸生姜汤，慎勿与寻常利小便药也。寻常利小便药，多用冷滑之剂。此是阴毒气在小腹所致也，当知。

仲景风湿相抟，骨节疼烦，不得屈伸，近则痛转剧，汗出短气，小便不便，恶风不欲去衣，或身肿者，甘草附子汤主之。海藏云；加茯苓尤佳。发汗病不解，反恶寒者，虚也，芍药甘草附子汤主之。

海藏云：加大黄芪尤佳。若腹痛者，尤宜此汤。仲景云：阳明中寒者不能食，小便不利，手足濈然汗出，欲作痼瘕，即是中寒也。

论阴证小便赤

举阳证 伤寒外感，四肢微厥，邪热入里，大便燥，小便赤而涩少，是谓热也。惟阴证内感，阳走于外，虚热在皮毛之间，肺气受邪，下输于膀胱，故令小便如灰汁，兼胃虚不能食。戊与癸合，虚邪所化，赤如灰汁，色虽如此，但溺时成剂，茎中不涩而快利也。

论得后出余气而解

病人服温热之药，时有下气者，知阴气出也。韩氏治下焦寒，用灰包熨法，得下利一两行，小便一两次，及少有汗，阴气出而下泄，知其为必解也。予以是知服调中、理中及诸附子等药后，时有下气者，阴化而出，即为解。若遇外阳内阴之证，身表四肢尽热，语言错乱，疑作谵语，阳证者当去盖覆，令胸臆两手微露见风，以手按执之，久之肌肉骨间不热者，即非阳证，真阴证也。

上此一条，后辨谵语形状。

论狂言若有所失

恍惚狂言，若有所遗，妄闻妄见，意有所期，及从而叩，或忘或知，神去而溃，命将何依！世人不识，反作热疾，以脉别之，自然不疑。故经曰：数问其情，以从其意，得神者生，失神者亡。正谓是也。

问：内感阴证，有汗而解，有无汗而解者，何也？

答曰：有汗而解者，或壮年津液尚全，或温之早而得治，或传不逆而顺经，或素得养而强本，所以俱汗而解也；无汗而解者，或老年血气俱衰，或温之迟而失治，或经过期而不传，或素无养而亏本，所以俱无汗而解也。有汗而解者，间有所遗；无汗而解者，邪岂能尽？故神痴而弱，不能复旧，须待饮食渐增，因食微润，然后定其中外，各守其乡。医者不可不知。

《衍义》曰：太阴元精石合他药涂大风疾，别有法。阴证伤寒，指甲面色青黑，六脉沉细而疾，心下胀满结硬，躁渴，虚汗不止，或时狂言，四肢逆冷，咽喉不利，腹疼痛，亦须佐他药兼之。《图经本草》已有法，惟出解州者良。

古方不用，今《活人》伤寒其著者，治伤寒三日，头痛壮热，四肢不利，正阳丹。

太阴元精石　消石　硫黄各二两　硇砂一两

四物都细研，入瓦瓶子固济，以炭半斤，于瓶子周一寸爝之，约近半日，令药青紫色，住火待冷，取出，用腊月雪水拌匀，湿入瓷瓶子中，屋后北阴下阴干，又入地埋二七日，取出细研，以面糊为丸鸡头实大。先用热水浴后，以艾汤研下一丸，以衣盖取汗出为差。

论脉次第

外感者，先太阳，次阳明，次少阳，次太阴，次少阴，次厥阴。内感者，先三阴而无定，次少阳，次阳明，次太阳，为极高之分。

阳从内消，从右手脉先陷，左手浮，右手沉。

阳从外走，从左手脉先陷，右手浮，左手沉。

其脉或有不然者，阴阳之变易无定也。许学士云：阴阳交互最难明，正坐此耳。

阳脉沉而滑，若浮者，欲升而汗也。

阴脉沉而细，本体也。

若浮而有力者，阳气生也。

若浮而无力者，阳气走也。

若浮若沉，或有力，或无力，阴阳交争而未定也，惟外热内寒者，多有此脉。

用附子法

古人用附子，不得已也，皆为身凉脉沉细而用之。若里寒身表大热者不宜用，以其附子味辛热，能行诸经而不止，身尚热，但用干姜之类，以其味苦，能止而不行，只是温中一法。若身热消而变凉，内外俱寒，姜、附合而并进，温中行经，阳气俱生，内外而得，可保康宁，此之谓也。若身热便用附子，切恐转生他证，昏冒不止。可慎！可慎！

论阴阳易分寒热

阴阳各相易证，仲景止用烧裈散，言至简而意至有余也。故朱奉议立阴阳易证为二条，后人始知有寒热之别也。故热者有上烧裈散，而又有竹皮茹汤；寒者有猵鼠粪汤，而又有当归白术汤。至于校正方妙香丸条下，治杂病阴阳易，药中有牛黄、脑麝之类，是知治热证也，岂可一涂而取哉？学者详之。

圣人立阴阳易条，虽不尽言，特举其宏纲而已，是以后之述者，尽心焉尔矣可也。

论阴阳易分三经用药

海藏云：若阴阳易证，果得阴脉，当随证用之。

若脉在厥阴，当归四逆汤送下烧裈散。

若脉在少阴，通脉四逆汤送下烧裈散。

若脉在太阴，四顺理中汤送下烧裈散。

所用之药，各随其经而效为之速也，宜矣。

上此一条，随经药下烧裈散，所以补古人所不完处。

扁鹊治阴阳方，仲景治阴阳方

扁鹊云：治阴阳易伤寒，烧妇人月经衣，热水服方寸匕。

仲景云：伤寒阴阳之为弱，其人身体重，少气，少腹里急，或引阴中拘挛，热上冲胸，头重不欲举，眼中生花，膝胫拘急者，烧裈散主之。

烧裈散

上取妇人中裈近隐处剪烧灰，以水和服方寸匕，日三服，小便即利，阴头微肿则愈。妇人病，取男子裈裆，烧灰用之。

《活人》犸鼠粪汤

疗伤寒病后男子阴易。

韭白根一把 犸鼠粪一十四枚

上二味，以水二升，煮取半升，去滓，再煎三沸，温温尽服。必有粘汗出为效，未汗再服。亦理诸般劳复。鼠屎，两头尖者是也。

海藏云：经不言犸鼠粪，只言牡鼠粪两头尖，治劳复，文具鼹鼠条下，又分鼠也，并不见犸鼠之名。晏鼠大兽如猪，分鼠之形，以其肥亦如猪形，犸之名想亦出此。牡即父也，雄也，在野难得，在人家诸物中遗下两头尖者，亦可用。犸，牡豕也，子路佩犸。

许慎云：菜一名久者，谓之韭，园人种之，岁三四割，其根不伤，冬培之，先春复生，信乎其久者也。

《易稽览图》云：政道得则阴物变阳。郑康成云：若葱变韭是也，然则葱冷而韭温可验。

《活人》治阴阳易证，犸粪汤用韭白根，非独取其性温也，盖亦取其阴物变阳之意，述类象形，古人以至于此。

竹皮汤

疗交接劳复，卵肿，腹中绞痛，便绝。

竹皮青刮，一升

上一味，以水三升，煮一升半，绞去滓，分服立愈。

青竹茹汤

妇人病未平复，因有所动，致热气上冲胸，手足拘急搐搦，如中风状，宜青竹茹汤。

瓜蒌根无黄者，一两　青竹茹刮半斤，淡竹是也

上以水二升半，煮取二合，去滓，分二三服。

当归白术汤

妇人病未平复，因有所动，小腹急痛，腰胯疼，四肢不住举动，无发热者，宜当归白术汤。

白术一分　当归一分　桂枝一分　附子一分，生　生姜半两 甘草一分　芍药一分　人参一分　黄芪一分

上锉如麻豆大，以水三升，煮取一升半，去滓，通口服一盏，食顷，再服，温覆微汗差。

海藏云：四肢不住举动振摇，即反覆皆是。

发明仲景活人

烧裈散灰性虽无寒热，只是推出阴中外来著人邪气，述类象形之法，圣人以至于此。故成无己云：烧裈散导出阴气是

也。若阳脉用竹皮、青竹茹汤，若阴脉用獭鼠粪、当归白术等汤。此朱公出人意表，而后之述者之不可及也。

妙香丸

辰砂飞研,九两　　龙脑　　腻粉研　　麝香研,各三分　　牛黄三钱
金箔九十个, 研　　巴豆三百一十五个, 去皮心膜, 炒热, 研如面, 去油

上合研匀，炼蜜出净黄蜡六两，入白沙蜜三分同炼，令匀为丸，每两作三十丸。

若男子妇人因病伤寒时疾，阴阳气交结，伏毒气，胃中喘躁，眼赤，潮发不定，再经日数七八日已下，至半月日未安，医所不明证候，脉息交乱者，可服一丸，或分作三丸亦可，并用龙脑、腻粉、米饮调半盏已来，下此一服，每丸上用针投一眼子。如有余说，尽依《局方》法。

仲景、《活人》举阴阳易证，若脉果阴，当用烧裈散下之，入三经药内调服，最为的当。其余杂阴证内，但有腰膝冷痛，宜各本经药内加丁香、沉香二味，不惟腰膝得暖，抑亦沉坠峻下入于阴部，为效速也。兼二药《本经》所言，治肾气壮阳，与诸姜、桂、乌、附、茱萸等药，佐使相助，为效大倍，不可不知。

医书辞藻比之儒书，甚不美于观览，非若嘲风弄月之篇之畅怀也，非若礼义廉耻之典之壮志也，又非若忠节孝行之传之耸动人之奇称也，故士宦恶其技之末而不之学焉。是以世人所

重者鲜，一旦抱疾，委命他人，岂其智邪？况伤寒古今为一大病，阴证一节，害人为尤速。予因暇日，集此《略例》，庶几有望于好生之君子者，或有人焉！读是书也，当反覆披玩，前后贯通，但云此非空谈，施于实用可也。若悟则康宁可期，昧则疾横继至，利害天壤，可不畏钦！知乎此则畅怀之乐，壮志之快，奇称之美，悉备于我，昧孰大焉，既足以却疾活命，又足以保命延年，其乐宁有涯涘哉！范文正公云：不为名相，当为名医。意亦不出此耳！

七月十三日再题

予作《阴证论》一书，其本有三，有多寡之异焉，非固如是之不同也。大抵圣贤之言，非一读而能尽，故每有所得，不敢以前说为已定、为已足，而不为之增益也。故初本在河南，傅梦臣辈所录，则简而少；次本在吾乡，寄北京时，颇增三二论；自壬辰至丙申几五载，而复增随条，并药后断例，前人所言本意，与其所从来，或为之是，或为之小异，或又有言外不尽之机，一一具陈之。欲质之明者，则求之诸郡而不可得，但读之既笑且嘻，长叹而已。不知何日复得吾东垣李先生一问之，吾之心始可以少安矣。吾之所以书此者，犹恐其未尽前人之意耳。

丙申秋二十有一日再题

· 87 ·

海藏治验录

外阳内阴

脾印将军完颜公之子小将军，病伤寒六七日，寒热间作，腕后有癍三五点，鼻中微血出。医以白虎汤、柴胡等药治之不愈。及余诊之，两手脉沉涩，胸膈间及四肢按执之殊无大热，此内寒也。问其故，因暑热卧殿角之倾，先伤寒，次大渴，饮冰酪水一大碗。外感者轻，内伤者重，外从内病，俱为阴也。故先癍衄，后显内阴，寒热间作，脾亦有之，非往来少阳之寒热也。与调中汤，数服而愈。

阳　狂

彰德张相公子谊夫之妻许氏，乃状元许先之之女，绍明之妹也。病阳厥怒狂，发时饮食四五倍，骂詈不避亲疏，服饰临丧，或哭或歌，或以刃伤人，不言如哑，言即如狂，素不知书识字，便读文选。人皆以为鬼魔。待其静诊之，六脉举按皆无，身表如水石，其发也叫呼，声声愈高。余昔闻洁古老人云：《本经》言夺食则已，非不与之食而为夺食也。当以药大下之而使不能食，为之夺食也。予用大承气汤下之，得脏府数升，狂稍宁；待一二日复发，又下之，得便数升，其疾又宁；待一二日又发，三下之，宁如旧。但不能食，疾稍轻而不已，下之又五七次，计大便数斗，疾缓身温，脉生，至十四日其疾愈，脉如旧，困卧三四日后起苏，饮食微进，又至十日后安得。始得病时，语言声怒非常，一身诸阳尽伏于中，隐于胃，非大下之可乎？此易老夺食之意也。

上阳狂一条，本不当列阴证中，今暨阴狂证并列，其狂则一，其为寒热二也。差之毫厘，谬以千里，读者至此，其三复之。

阴　狂

宝丰阿磨堆侯君辅之县丞，为亲军时，饮食积寒，所伤久矣。一日病，其脉极沉细易辨，即阴证无疑。内寒外热，故肩背胸胁斑出十数点，语言狂乱。家人惊曰：发斑，谵语，莫非热乎？余曰：非也。阳为阴逼，上入于肺，传之皮毛，故斑微出；神不守舍，故错言如狂，非谵语也。肌表虽热，以手按执，须臾冷透如冰。余与姜、附等药，前后数日，约二十余两后，中大汗而愈。及见庭中物色，儿童、鸡犬，指之曰：此正我二三日间梦中境物也。然则神不守舍信矣！愈后起行，其狂又发，张目而言曰：今我受省札为御马群大使，如何不与我庆？及诊之，脉又沉退，三四日不大便。余与理中丸，三日内约半斤，其疾全愈。侯公之狂，非阳狂之狂，乃失神之狂，即阴也，但脉阴为验。学者当审，独取诸脉，不凭外证可也。

阴 易

宝丰侯八郎，外感风，内伤冷，自服通圣散，大汗出，内外阳气俱脱，不及治而死。其子国华，又病伤寒四五日，身微斑，渴饮水。及诊之，沉弦欲绝，厥阴脉也。温药数日不已，又以姜、附等药，微回脉生。因渴私饮水一盂，脉复退，但见头不举，目不开。问之，则犯阴易。若只与烧裈散，则寒而不济矣。遂煎吴茱萸汤一大服，调烧裈散，连进二服，作大汗，两昼夜汗止。何以然？以其至阴，汗从骨髓中得温而出，所以夜汗两昼夜方止。

夜 服

宝丰弋唐臣，时始冠，平日饮食嗜冷，久遂成阴证，脉迟七八至一止，二三日后脉仅三至。余亟进温热之剂数服，四五日不解，遂续夜半一服，昼三夜一，脉颇生。一夕误阙其药，明旦证遂增剧，复连进前药，七日兼夜，脉生，大汗而解。人问其故，余曰：人与天地同一气耳。阳病昼剧而夜宁，阴病夜剧而昼宁，各从其类而化也。今病阴极，至夜尤甚，故令夜半服药。何以然？所以却类化之阴，而接子后所生之阳，则阴易退而阳易生矣！此一条具见前章。

阴　血

潞州义井街北浴堂秦二母，病太阴证，三日不解，后呕逆恶心，而脉不浮。文之与半硫丸二三服，不止，复与黄芪建中等药，脉中得之极紧，无表里，胸中大热，发渴引饮。众皆疑为阳证，欲饮之水，余与文之争不与。又一日与姜、附等药，紧脉反细沉，阳犹未生，以桂、附、姜、乌之类，酒丸，每百丸接之，二日中凡十余服，渴止，脉尚沉细，以其病人身热，燥烦不宁，欲作汗，不禁其热，去其衣被盖覆，体之真阳营运未全，而又见风寒，汗不能出，神惯不醒。家人衣之，装束甚厚，以待其毙。但能咽物，又以前丸接之，阳脉方出而作大汗。盖其人久好三生茶，积寒之所致也。愈后，元秘大小始得通利，翌日再下瘀血一盆如豚肝。然文之疑不能判，余教以用胃风汤加桂、附，三服血止。其寒甚如此，亦世之所未尝见也，治宜详之。大抵前后证变之不同，以脉别之，最为有准，不必求诸外证也。

鼓击脉

子秦二又病，太阳证悉具，其脉浮数，初为阳证，经所受邪也，神术汤解之，未三日变为阴证，何以然？旺火投盛水也。以其素服三生茶及好食诸冷物，数年来脏腑积而为痼疾，一身之经皆凝寒浸渍，酝酿而成太阴，脉亦从此而变其状，非浮非沉，上下内外举按极有力，坚而不柔，非若阳脉来之有源，尺以下至宛中全无，惟三部中独见鼓击，按之触指，突出肤表异常。紧为甚，所禀元阳无一身游行之火，独萃于胸中，寒气逼之，故搏而大，有加数倍，往来不可以至数名，纵横不可以巨细状。五日后，文之与姜、附等剂而复振摇，又与真武、四逆等汤，烦躁大渴不止，若更接姜、附，其汗必作。其人自疑为热而益饮水，及得水稍苏斯须，脉陷沉而紧，厥逆神惯。至六日晡前后，大便秘结，小便赤色而少，强溲得涓滴，时手冷至肘，足冷至膝，脉将绝而不可救，欲复与四逆等汤，恐烦躁私饮而生变。文之请曰：何法以治？余教以乌、附、姜、桂、良姜等，佐以芍药、茴香之类，酒糊丸，引而下之，而使不僭。急服之百丸，昼夜相接八九，阳气从下复生，胸膈不烦躁，不思水，与温剂则微咽，大便软，屡下气，阴得以出，小便通快成剂如灰汁，脉微生，服丸至千半，阳气遍体，作汗而愈。后神又不全，少气乏力，又与温中等药数服，然后良愈。非平昔饮冷，肠胃积寒之久者，脉不如此之鼓击也。鼓击者何？虽可谓大，非大也，忿怒也，宜详审辨认，世罕有之。大抵此脉属紧，比紧为尤甚，故名鼓击也。仲景云：诸紧为寒。又云：脉浮而紧，寒在表也；脉沉而紧，寒在里也。紧似弦而非，有如牵绳之状，即为紧也，非带洪而有源也。成无己云：累累如循长竿，连连而强直也。通真子歌云：紧若牵绳转索初。海藏云：牵绳之紧，循竿之直，二者皆近于鼓击，鼓击者，尤甚于二脉数倍。启玄子云：盛脉同阳，四倍已上，阴之极也。

腹　痛

潞州提领姬世英，平昔好冷物凉药，自谓膏粱充肥必多热，因眼疾，又并寒剂数日，遂得阴病，脉紧而无力，自胸至脐腹下，大痛剧甚，凡痛则几至于毙。去岁已尝有此证，求治于宋文之得愈。今复病，尤甚于去年，又亟命文之，文之与姜、附等剂，虽稍苏，痛不已。遂以文之所用方内倍芍药令服之。予谓病者曰：良久痛当自胸中下，节次至腹，或大便得利，或后出余气，则寒毒得以出矣！后果如其言。翌日愈后，令常服神应丸，以断其积寒之根。

跋

《阴证略例》一册，元·海藏老人王好古撰。以伤寒阴证较阳证尤难辨，故作专书以发明之。审证用药，具有条理，前有麻革信之序。考《四库》著录海藏医书有《医垒元戎》十二卷，《此事难知》二卷，《汤液本草》三卷，独无此书，盖当时尚未出也。而明人编《东垣十书》者，亦未见此书，知为罕觏之秘笈矣。此本前有虞山钱曾遵王藏书一印，又有惠定宇手定本一印，又有孙印从沾庆增氏二印，中有惠栋之印字曰定宇二印，后有孙庆增家藏一印，近为吾友震泽吴君晓钲所得，真旧钞也。好古，字进之，赵州人，以进士官本州教授，自金入元，少时与李杲东垣同游张元素洁古之门，而年辈较晚，其后复从学于东垣，故《医垒元戎》称先师洁古老人，又称东垣李明之先生。而此书麻序但云海藏先生王君进之，家世赵人，早以通经举进士，晚独喜言医，始从东垣李明之，尽传其所学。册末自题亦云不知何日复得吾东垣李先生一问之，并不及洁古，何欤？然书中首列岐伯阴阳脉例，即次以洁古老人内伤三阴例，乃次以海藏老人内伤三阴例，而伊尹、扁鹊、仲景诸例俱编于后，虽不称先师，而尊师之意已隐然见于言外矣！或有訾其用药过于温热者，不知专论阴证，何可杂入阳证治法。海藏著述具存，岂但能治阴证不能治阳证者，安得以后人不辨阴阳，偏执诒误，追咎古人哉？自序题壬辰岁，为金哀宗天兴元年，即蒙古太宗四年，册末自题称丙申秋，乃蒙古太宗八年，金亡已三年矣。麻序题岁癸卯，则太宗后乃马真氏称制之二年也。《医垒元戎》成于丁酉岁，在此书后一年，唯《此事难知》自序题至大元年，则上距金亡已七十余年，岂海藏享上寿至武宗时犹存耶？抑至大当是至元刊本之讹耶？并书以俟考。

同治三年岁在甲子秋七月

乌程汪日桢书于上海寓舍

三三医书

伤寒论读

清·沈又彭 撰

提要

　　《中国医学大辞典》曰：沈又彭，字尧封，清嘉善人。著《医经读》《伤寒论读》《女科切要》。先生医理幽邃，立说精凿，凡读过《女科切要》者，莫不钦折而欲得其全集。无如沈氏之书，除女科外，其他二种不但坊间未见，即《四库提要》《医学大辞典》亦未载及，可知二书之向未雕版矣。本社夙有藏本，趁此大批刊书之际，将其遗著一并付印，其《女科辑要》复经时贤张山雷疏笺，尤为尽善尽美。

目录

凡例

——病与伤寒相类，人不能辨，通称伤寒，今古皆然。扁鹊、仲景明知不尽伤寒，然不称伤寒，人不知所论何病，故《难经》曰伤寒有五。是论名《伤寒卒病》，盖就人人所共称之伤寒而分析之也。《后条辨》谓诸邪尽从太阳寒水入，故统称伤寒，未免太凿矣。

——叙称是论，撰用《素》《难》，考《难经》伤寒有五，有中风，有伤寒，有湿温，有热病，有温病，即《素问》寒暑燥湿风之五气也。五气病人，大略相似，本论辨证，正辨此等相似证耳。故首以头痛胃实等项分六经，即以渴字认燥热，小便不利认湿气，汗字判风寒，纵横辨察，任其一气端至，数气并至，总无遁情矣。自叔和颠乱，后知此者甚少。近来讲伤寒者，称方有执、喻嘉言、程郊倩、程扶生、柯韵伯五家，然各有得失。方有执首察叔和之胶，削去叙例，其识卓然，惜于五气并论，尚未明晰。柯韵伯止论六经为病，未辨何邪来病六经。喻嘉言将痉湿暍温一并摘出，如何比类辨别，似皆失立论本意。惟程郊倩始寻出《难经》伤寒有五一条，并悟《伤寒论》之伤寒是五证之通称，寒伤营之伤寒是五证中之一证，惜其撇不去伤寒二字，魔讲作侧势曰是伤寒。非伤寒，以痉湿暍三证为非伤寒，且言人不必从此处认真，则大失伤寒有五之旨矣。程扶生以痉湿暍俱属外感，自应合辨立论，大旨已得，惜其未达数气并至之病，且杂以《金匮》之语，遂令文气寸断，不便诵读。彭窃取两程子意，重编次之。

——是论专为临诊时识病，故有相似而相混处，即辨之不嫌其病因之杂也。如太阳论中发热汗出桂枝证也，却与阳明潮热汗出相似，故有藏无他病之辨，又与胸有寒证相似，故有病如桂枝证之辨。如恶寒发热麻黄证也，却与蓄积有脓似，故有诸脉浮数之辨，又与阴阳不足相似，故有洒淅恶寒之辨。夫胸中有寒，蓄积有脓，与伤寒中风合辨，似乎杂出不伦，然现证相同，而另置一处，则临诊时不能比类分晰方药，必至误投，故病证务须类叙，而病因不妨杂见也。爰趁文势逐条带辨。

——病从独异处认出，然不叙其同，无以见异，故论中多类叙法。顾类叙亦不一，论方当类其方，辨证当类其证，编伤寒者，概以方类，是专论方也，恐非察脉辨证本意，彭不敢从。

——是论大假，先分后合，合中有分，有对而辨，有隔章辨，有提有应，有应复作提蝉联而下有暗（原缺），有先虚论后补实，有计日辨证，体若编年诸法，彭审脉审证审方审药，随文势为编次，不敢勉强凑合。

——是编彭早年所钞读，觉其紊乱辄更（原缺），至今凡数十易稿。五证大段差清，而节目尚多未安处。今老矣，料无进境刊存，卒病旧名（原缺）之。

乾隆乙酉花朝嘉善沈又彭尧封识

己丑岁复移正数条

彭时年七十有一

伤寒论读

嘉善沈尧封读
绍兴裘庆元校刊

辨太阳病脉证

病有发热恶寒者，发于阳也；无热恶寒者，发于阴也。发于阳者七日愈，发于阴者六日愈，以阳数七，阴数六故也。

天以阴阳五行，化生万物，阴阳五气和则能生物，阴阳五气乖即能杀物，是论乃统论阴阳五气之病人。然五行一阴阳也，故未论五气，先论阴阳，首节辨阴病阳，病之大纲。

病人身大热，反欲得近衣者，热在皮肤，寒在骨髓也。身大寒，反不欲近衣者，寒在皮肤，热在骨髓也。

此辨内阴外阳，内阳外阴，病之变态。以上二节辨病之阴阳。

　　问曰：脉有阴阳，何谓也？答曰：凡脉大浮数动滑，此名阳也。沉涩弱弦微，此名阴也。凡阴病见阳脉者生，阳病见阴脉者死。

　　寸口脉浮为在表，沉为在里，数为在府，迟为在藏，假令脉迟，此为在脏也。

　　此二节辨脉之阴阳。

　　太阳之为病，脉浮，头项强痛而恶寒。

　　此是太阳病提纲。一切邪气犯太阳地面皆有脉浮头项强痛恶寒证，故曰提纲。后称太阳病三字，皆有脉浮、头项强痛、恶寒在内，倘太阳病有脉不浮者条，内必明书脉反沉，或脉沉细。倘太阳病有不恶寒者条，内必明书不恶寒。

　　太阳病，发热，汗出，恶风，脉缓者，名曰中风。

　　此辨太阳中风之病脉证。称太阳病则头项强痛、恶寒在所必有，更见发热、汗出、恶风，是中风病也。称太阳病则其脉必浮，更见浮而缓者，是中风脉也。本论原叙云：撰用《素》《难》，当即以《素》《难》释之。《难经》伤寒有五，有中风，有伤寒，有湿温，有热病，有温病，此即《素问》寒暑燥湿风之五气为病也。本论悉遵《难经》于太阳论中，五证并列，挨次剖析，并辨其所貌似而补其所未备。《素问》在天为风，在地为木，风者木之气也，故风乃五气之一，而中风即伤寒有五之一。编伤寒者，以痉湿泾暍为非伤寒也，置之别论，此固中风也，亦非伤寒，何幸独存论首？

太阳中风，阳浮而阴弱。阳浮者，热自发，阴弱者，汗自出。啬啬恶寒，淅淅恶风，翕翕发热，鼻鸣干呕者，桂枝汤主之。

《难经》脉关前为阳，关后为阴。又云：中风之脉，阳浮而滑，阴濡而弱，此释上中风脉病出方治之。

太阳病，发热汗出者，此为营弱卫强，故使汗出。欲救邪风者，宜桂枝汤主之。

此明发热汗出由于营弱卫强。盖卫为阳，营为阴，风伤卫则邪在卫。《素问》云：邪气盛则实，故卫强。营无邪气，本自无病，与卫相较，自觉弱耳。营弱卫强，能令汗出者，《素问》所谓：阳加于阴谓之汗也。

病人藏无他病时，发热自汗出而不愈者，此为卫气不和也。先其时发汗则愈，宜桂枝汤主之。

藏字与有热属藏者，攻之不令发汗同义，皆指胃。言藏无他病者，言以手按胃不实硬也。时发热者，言今日某时热，明日亦到此时发热也。此承上文，言发热汗出，固由于卫强，但与阳明潮热自汗相似，故必藏无他病，止见时热汗出，方为卫气不和，先其未发热之时，用桂枝汤发汗则愈。时字指有定言，从先时句看出。

病常自汗出者，此为营气和，营气和者外不谐，以卫气不共营气和谐故耳。以营行脉中，卫行脉外，复发其汗，营卫和则愈。宜桂枝汤。

此承上文，言营弱非营病。若营病则不能出汗，今自汗出，知营气自和，惟邪在卫，则卫独强，不与营气和谐耳。非发汗则邪何从去？卫何由和？但营行脉中，卫行脉外，非桂枝汤发汗必至诛伐无辜，故曰宜桂枝汤。论中一言发汗则愈，一言复发其汗，皆用桂枝汤，不知前辈何以称桂枝止汗？若桂枝止汗，岂芍药反能发汗耶？盖桂枝辛甘发散，去在卫之风邪，恐动其无病之营，故用芍药保营，此桂枝汤之大略也。

易水师弟用黄芪、白术、防风等药治有汗伤寒，是误认风伤卫，为卫虚，故用实卫药。不知风伤卫者，犹言风入卫耳。经云：邪气盛则实。况本条内现有卫强二字，而竟犯实实之戒，亦千虑之一失耳。

太阳病，头痛，发热，汗出，恶风者，桂枝汤主之。

此于提纲中独举头痛而不言项强者，以明中风有项不强之证。

病如桂枝证，头不痛，项不强，寸脉微浮，胸中痞塞，气上冲咽喉不得息者，此胸有寒也。当吐之，宜瓜蒂散。

此辨桂枝证之似中风有头痛而项不强者，仍桂枝汤主治。今有头项俱不强痛，更觉气上冲咽喉，虽发热汗出，桂枝证具，终非桂枝主治，又属胸中有寒，当用瓜蒂散吐法。论中无痰字，此寒字即作痰字解。

上七节论中风。

太阳病，或已发热，或未发热，必恶寒，体痛，呕逆，脉阴阳俱紧者，名曰伤寒。

此是伤寒证据，亦《难经》伤寒有五之一，《素问》在天为寒，在地为水，寒者水之气也。首节言无热恶寒者发于阴，寒为阴邪，故有未发热而先见恶寒体痛呕逆者，脉阴阳俱紧，无不言浮，以太阳病一句已有浮字在内，故不赘。《难经》云：伤寒之脉，阴阳俱甚而紧涩是也。

寸口脉浮而紧，浮则为风，紧则为寒，风则伤卫，寒则伤营，营卫俱病，骨节烦疼，当发其汗也。

此释上文脉浮紧以致体痛之故，遂言治当发汗。

脉浮而紧者，名曰弦也。弦者，状如弓弦，按之不移也。脉紧者，如转索之无常也。此言紧脉与弦脉不同。

太阳病，头痛，发热，身疼，腰痛，骨节疼痛，恶风无汗而喘者，麻黄汤主之。

此详言伤寒病证出方治之。

脉浮者，病在表，可发汗，宜麻黄汤。脉浮而数者，可发汗，宜麻黄汤。

此详言伤寒之脉。如伤寒病证具，即令脉不浮紧，或但浮或浮数，皆可用麻黄汤发汗。

脉浮而数，浮为风，数为虚，风为热，虚为寒，风虚相抟，则洒淅恶寒也。

此释上文脉浮数，可发汗之故。

诸脉浮数，当发热而洒淅恶寒，苦有痛处，饮食如常者，蓄积有脓也。

此辨麻黄证之似脉。浮数发热恶寒与伤寒同，惟言有痛处则痛止一处与伤寒体痛异，言饮食如常与伤寒不能食异，故断其为非伤寒，是蓄积有脓也。

或曰：伤寒不能食，惟阳明证中有此语，太阳证中未见。曰即本条内一若字，言外已见伤寒，不能食矣，何必还引阳明。

病有洒淅恶寒而复发热者，阴脉不足，阳往从之，阳脉不足，阴往乘之。假令寸口脉微，名曰阳不足，阴气上入阳中，则洒淅恶寒也。尺脉弱，名曰阴不足，阳气下陷入阴中，则发热也。

此亦辨麻黄证之似恶寒发热与麻黄证同。脉之寸微尺弱，与麻黄证异。此乃阴阳两虚，自相乘侮，非外感证也。若不辨明，一误发汗，祸不旋踵。

太阳中风，脉浮紧，发热恶寒，身疼痛，不汗出而烦躁者，大青龙汤主之。若脉微弱，汗出恶风者，不可服。服之厥逆，筋惕肉瞤，此为逆也。

论中发于阳者通名中风，发于阴者通名伤寒。按三纲鼎立之说，桂枝汤治风伤卫，麻黄汤治寒伤营，大青龙汤治风寒两伤营卫。其说创自许叔微，相延至今，不知其说似是实非也。本论云：寸口脉浮而紧，浮则为风，紧则为寒，风则伤卫，寒则伤营，营卫俱病，骨节烦疼，当发其汗，此即指麻黄证而言。彼见麻黄证条内但云：脉阴阳俱紧而不见浮字，故认作有寒无风，不知寒属阴邪，若不兼风，不入太阳。况太阳病一句，已有脉浮在内，不必再说。至若大青龙条内云：脉浮紧则风寒固所必有矣。然使止有风寒，何至烦而且躁？况方内石膏，其性大寒，治暍热之主药也。若云止有风寒而无热邪，则中风证有风无寒，风为阳邪，尚不用寒药，只用桂枝以解肌，而大青龙证，风外加一寒邪，岂反加石膏以助寒乎？窃谓麻黄证已属风寒两伤营卫，而大青龙证则外伤风寒而内伏暍热也。故脉浮紧，发热恶寒，身痛，无汗，麻黄证全具，自用麻黄汤方，惟病增烦躁，因加石膏以治内伏之暍热，如是则病脉方药俱合，若不审病证方药，徒泥于一脉，妄作三纲鼎立，则一误无所不误矣。

自此至卒章皆论伤寒兼证。

伤寒瘀热在里，身必发黄，麻黄连翘赤小豆汤主之。

此论外伤寒而内湿热证也。湿热主方本是栀子柏皮汤，因外伤寒邪，故用是汤主之。

太阳病，发热头痛，脉反沉，若不差，身体疼痛，当救其里，宜四逆汤。

此阳虚聚饮而外复感风寒证也。因外感风寒，故发热头痛，仍见太阳病证；因阳虚聚饮，故脉反沉。如见此证，幸得阳气来复，寒饮解散，弗药可愈。若其不差，虽身体疼痛，不当治表，宜通阳救里为急。

问曰：柯韵伯以此条为太阳阳虚则少阴之底板即露，故用四逆回阳，论殊直捷，今添聚饮两字，反觉支离矣。曰四逆汤中干姜非补药，乃温通寒水药也，故通脉四逆汤用干姜三两，又云强人可四两，则非补药可知。如第谓太阳阳虚，少阴之底板即露，并无邪气，则温补少阴，自有附子汤在，何须四逆？四逆乃治寒饮之主方，熟读全论自知。

上十一节论伤寒。

太阳病，发热，脉沉而细者，名曰痉。

病身热足寒，颈项强急，恶寒，时头热面赤，目赤，独头面摇，卒口噤，背反张者，痉病也。

痉病诸家所主不同。有主湿者，谓其脉沉而细，有烦，湿痹也。然观主治方中，全无燥药，可疑。有主燥者，谓《金匮》方中用栝蒌根主治也。然方中尚用麻桂温散，可疑。有主血少者，谓血虚则筋急也。然方中不以补血药为君，可疑。有主兼病阳明者，谓葛根汤本治两阳合病，且面赤口噤，亦是阳明现证，然条内不称合病，而独称太阳，可疑。窃为此即风伤卫之变局也。经云：肉之大会为谷，肉之小会为溪，溪谷之间，以行营卫。夫卫行脉外，即在肌肉腠理间，风邪中卫，由太阳而入壅肌腠之间，脉道挤小，所以沉而细也。脉道时通时塞，所以卒口噤，背反张也。肌肉不能展舒，所以项背强几几也。阴阳不能升降，所以头热足寒，面赤目赤也。方用葛根，君桂枝汤以治柔痉者，前辈云：葛根象肌肉，取其入肌肉以祛风耳。即无汗之刚痉，亦风多寒少，病甚于脉外，故不用麻黄汤中加葛根，仍用桂枝汤中加麻葛，存芍药以保不病之营耳。

太阳病，发热无汗，反恶寒者，名曰刚痉。

太阳病，发热汗出，不恶寒者，名曰柔痉。

此言痉有刚柔两种，全在有汗无汗上辨。言痉则上项脉证俱在，内如无上项脉证，不得名痉。

太阳病，项背强几几，无汗恶风者，葛根汤主之。

此言治刚痉之方。

太阳病，项背强几几，反汗出恶风者，桂枝加葛根汤主之。

此言柔痉之治。

太阳病，发汗太多，因致痉。

此言发汗太多亡其血液，血虚则筋急，亦能致痉，又非前二方所主矣。犹之伤寒证中阴阳不足之恶寒发热非用麻黄汤主治也。前辈泥于病机属湿之条，而云汗出多汗，即是湿是痉病，尽由于发汗多，葛根方统可治也，不思葛根二汤皆发汗之方也。既因发汗太多而致病，岂可复用发汗之药以增病乎？

上七节论痉病，补《难经》所未备者也。

然即风寒之变证，非五气外添，出太阳病关节疼痛而烦，脉沉而细者，此名湿痹之候，其人小便不利，大便反快，但当利其小便。

此论湿痹即《难经》之湿温证也。《素问》在天为湿，在地为土，湿乃土之气也。故湿为五气之一，湿温乃伤寒有五之一。《难经》云：湿温之脉阳濡而弱，阴小而急。与此少异。

湿家之为病，一身尽疼，发热身色如熏黄。

丹溪云：如造曲然。湿热郁久则发黄也。

伤寒身黄发热者，栀子柏皮汤主之。

栀柏汤清热利小便，治湿热之主方也，只有湿热而无风寒者宜之。若外兼风寒，又属麻黄连轺赤小豆汤。程扶生以麻连小豆汤为湿热主方，不思麻连小豆汤发汗之方也，栀柏汤利小便之方也。若以麻连汤为主方，不惟栀柏汤无著落，即条内但当利其小便句亦无著落。

湿家病身上疼痛，发热面黄而喘，头痛鼻塞而烦，其脉大，自能饮食，腹中和，无病。病在头，中寒湿，故鼻塞。纳药鼻中则愈。

本论既以六经分表里，复以小便不利认水湿渴字，认燥热汗字，判风寒自太阳拈出，直贯六经，纵横辨别，使邪无遁形，读论者当于此等着实处留心。

上四节论湿痹。

太阳中热者，暍是也。其人汗出恶寒，身热而渴也。

此是热病，证据《素问》在天为热，在地为火。热者火之气也，故热乃五气之一，而热病即伤寒有五之一。本论以《难经》热字恐与下文温字相混，故特指出曰暍是也。感列日之气而病，即《素问》寒暑燥湿风之暑病，或曰暍是阳邪，暑是阴邪，土润溽暑热兼湿言也。似与暍有异曰寒往则暑来与寒对待，非专言热而何？古人称暑暍热一也。若湿热并至之病，《难经》名湿温，不名暑，迨至隋唐后，皆指湿热为暑，于是真暑之名失，而暍之名更不知为何病矣。

伤寒脉浮滑，此表有热，里有暍，白虎汤主之。

暍，刻本作寒。如果里有寒，何以反用石膏、知母？表有热，即身热也。首节止言病名，不言脉证，此节详言脉证，出方主治，两节本是相承叔和较订时，此节幸有寒字之误，不被摘出，若见暍字早已摘置别论中矣。程效倩《后条辨》云：暍病脉不浮。不思本论之暍，即《难经》之热病也。《难经》云：热病之脉，阴阳俱浮，浮之而滑，沉之散涩，此是紧要处，岂可模糊读过？本条脉浮滑，与《难经》热病脉合，则白虎的是热病主方，而寒字的是暍字之误。

伤寒无大热，口燥渴，心烦，背微恶寒者，白虎加人参汤主之。

背为阳，背微恶寒者，阳虚证也。但阳有不同真水真火，是肾中之阴阳也，气血是营卫之阴阳也。此条口燥渴心烦，则暍热内炽，仍是白虎证，惟暍热伤其卫气致背微恶寒，与肾阳全无关涉，故止用人参补卫气，不用附子补肾阳。至若少阴病口中和，其背恶寒者，则卫阳与肾阳并伤，则人参与附子并用。问同一背恶寒，如何分别伤卫伤肾？曰：条内本自明白。伤肾阳者，口中和，伤卫阳者，口燥渴。

伤寒脉浮，发热无汗，其表不解者，不可与白虎汤。渴欲饮水，无表证者，白虎加人参汤主之。

此承上文言烦渴背恶寒，固当用白虎加参汤，但亦有内中暍，而外复伤风寒，亦参令恶寒发热脉浮，更当于有汗无汗上，辨表证解不解以定此方之可用不可用耳。

伤寒脉浮缓，身不疼但重，乍有轻时，无少阴证者，大青龙汤主之。

此承上文论有表证之治当与前条大青龙证合看。前条云：太阳中风，脉浮紧，发热，恶寒，身疼痛，不汗出而烦躁，此称伤寒则发热，恶寒无汗，已在其内，如见此证，即脉不紧而缓，身不疼而重，亦可用大青龙汤。但少阴真武证亦四肢沉重疼痛，恐人误认，故曰：无少阴证者。少阴证脉微细，但欲寐也。

太阳中暍者，身热疼重而脉微弱，此亦夏月伤冷水，水行皮中所致也。

太阳中暍者，汗出恶寒，身热而渴也，身觉疼重而无汗，为有表证，法宜大青龙汤主治。但大青龙证脉不浮紧，即见浮缓从无微弱者，今见微弱非外感风寒证也，乃因中暍暴渴过伤冷水，水行皮肤所以身重也。

太阳病，发热恶寒，热多寒少，脉微弱者，此无阳也。不可更汗，宜桂枝二越婢一汤。

不可更汗，对大青龙言，此即治水行皮中证也。盖在天为寒，在地为水，本是一气寒在皮肤，与水在皮肤，均当解散。但脉微弱，为无阳证，故用此方较大青龙为制之小也。问此与上节惟脉微弱三字相同，并不明言中暍，何必勉强凑合？曰：若非中暍，亦不用石膏矣。况此论经叔和颠乱，安知原本不如此相接耶？又何须重提中暍二字，方作一例看也。

太阳中暍者，发热恶寒，身重而疼痛，其脉弦细芤迟，小便已，洒洒然毛耸，手足逆冷，小有劳，身即热，口开前板齿燥。若发汗则恶寒甚，加温针则发热甚，数下之则淋甚。

此言精气素亏而中暍者。

伤寒脉结代，心动悸者，炙甘草汤主之。一名复脉汤。脉按之来缓，而时一止复来者，名曰结。又脉来动而中止，更来小数，中有还者反动，名曰结，阴也。脉来动而中止，不能自还，因而复动，名曰代，阴也。得此脉者，必难治。

此论精气素亏而感微邪之治。前节有脉证而无方治，此未必即是前节主方，然观方中药又宁必不可以治前证。

上九节论热病。

太阳病，发热而渴，不恶寒者为温病。

此是温病，证据《难经》伤寒有五之一，亦火之气也。夫火特五气之一，乃分而为二者，以阴阳之各异耳。暍热之火，阳火也，得之烈日，故三时不病，惟夏日太亢乃病。温病之火，阴火也，得之郁热，四时皆有，不独夏也。《素问》分先夏至日为病温，后夏至日为病暑。此第言其大略，不若本论从脉证上分别尤确，本条不言脉，《难经》亦云：温病之脉，行在诸经，不知何经之病，是凭证不凭脉之说也。必欲拟脉，当即于下文风温脉推测之，风温之脉，阴阳俱浮，夫风脉本阳浮而阴弱，是阳浮而阴不浮也，今因风温二气并至，所以阴阳俱浮，若有温无风，则当阴浮而阳不浮矣。阳即寸，阴即尺，《素问》云：一呼脉三动，一吸脉三动而躁，尺热曰病温，尺不热曰病风，亦以尺部辨温矣。盖冬不藏精，春必病温，藏精者，肾，尺外以候肾，所以温病应在尺部也。是条有证而无治法，条内不恶寒句已暗递于阳明矣。阳明论云：病有得之一日，不发热而恶寒者，即遥接此条，顾不称阳明而称太阳者，以未见胃家实，而尚有头项痛也。故太阳病三日，发汗不解，蒸蒸发热者，属胃也，调胃承气汤主治。

若发汗已，身灼热者，名曰风温。风温为病，脉阴阳俱浮，自汗出，身重，多眠睡，息必鼾，语言难出。若被下者，小便不利，直视失溲。若被火者，微发黄色，剧则如惊痫，时瘈疭若火熏之。一逆尚引日，再逆促命期。

温热二病，古人往往互称，医者只须认定脉证，拟何方治，不必拘于名式。《难经》云：热病之脉，阴阳俱浮。本条云：风温为病，脉阴阳俱浮。两证脉相同也。三阳合病，但欲眠睡，身重，难以转侧，本条身重多眠两证，病相似也。热病与合病俱主以白虎汤，故此条无主治，亦拟白虎汤主治。

邪气中人，所入之道不同。风寒由皮毛而入，故自外渐及于里；温热由口鼻而入，伏于脾胃之膜原，与胃至近，故邪气向外，则由太阳少阳转出，邪气向里则径入阳明，此吴又可《温疫论》中语也。彼自以为独出心裁，故于《伤寒论》反多辨驳，不知《伤寒论》中于热病则曰表有热，里有暍，于温病则曰发热而渴，不恶寒；其曰不恶寒则邪不在表可知，温热径入于里论中早已及之矣。吴不能熟读深思，自诩创论，其识亦浅矣哉！

或问在天为燥，在地为金，燥亦五气之一，阳明非燥不病，少阴急下三条皆燥气为患，太阳论中四气俱已详辨，而独不及燥，岂燥独不病太阳欤？曰燥万物者，莫熯乎火，故火未有不燥，而燥未有不从火来。温热二证论火，即所以论燥也。若非论燥条内两渴字，从何处得来？且热病条云：口燥渴，明将燥字点出。喻嘉言云：古人以燥热为暑，故用白虎汤主治。此悟彻之言也。至若温病条不恶寒三字，早已露径入阳明端倪，其为燥病，尤觉显然。论中专感一气者，惟风伤卫一证，其余皆数气杂至之病。麻黄证虽云寒伤营，其实兼风，栀柏证虽云湿痹，其实兼热，则温热二证。火气兼燥，夫复何疑可曰太阳中无燥论，而竟疑燥不病太阳哉！

上二节论温病。

《伤寒论读》太阳卷终

伤寒论读

汉南阳张机仲景著

绍兴裘庆元校刊

辨太阳病传解

伤寒一日，太阳受之，脉若静者，为不传；颇欲吐，若躁烦，脉数急者，为传也。

伤寒五气所伤之通称，如头痛身热不凉，即谓之伤寒，至今犹然。脉静者，阴邪也，不传他经。躁烦，脉数急者，阳邪也，势必传里。寒温属阴，风热燥属阳。

传，传经也。一日之传，始太阳，终厥阴。论称伤寒一日，太阳受之者，谓始于太阳也。伤寒二三日，阳明少阳证不见，为不传者，谓二日阳明，三日少阳也。伤寒三日，三阳为尽，三阴当受邪者，谓四日太阴，五日少阴，六日厥阴也。此传经之日期也。传者，如此递彼之，谓非经经传到方谓之传。注伤寒家皆谓不传阳明、少阳，即不传三阴，必传阳明、少阳，方传太阴、少阴、厥阴，故有传则俱传之谬说。若然与阳明无所复传句大相背谬矣。因又创阳明有在经在府之不同，以调停其说，谓在经则传，在府则不传也。在府者，以胃家实作主；在经者，以身热汗自出，不恶寒反恶热作主。不思身热汗出不恶寒证，除却胃实成何？阳明胃实证，除却身热汗出不恶寒，岂反以身不热，汗不出恶寒者，为阳明乎？细思自得。

行经与传经不同，病初起六日行太阳经，纵有实邪，未可大下。次六日行阳明经，如有实邪，此时正当下之。次六日行少阳经，亦不可妄下。论称太阳病，头痛至七八日已上，自愈为行其经尽者，谓行尽太阳之经也。七八日已上者，六日也，故曰初起六日，行太阳经论。又称若欲作再经者，针足阳明，谓其已行尽太阳一经，再欲行阳明一经也。故曰次六日行阳明经，至此已十二日矣。自第十三日至十八日当行少阳经，据论称伤寒十三日不解，此本柴胡证，又云太阳病过经十日，反二三下之，后四五日，柴胡证仍在者，先与小柴胡汤，以小柴胡汤本少阳主方，过太阳之经十日，则十六日也，正值行少阳之期，故曰次六日行少阳经，此行经日期也。至若论称过经，所指不同。阳明论中称过经，乃可下之者，谓过太阳之经至阳明经中乃可下也。伤寒十三日不解，过经谵语者，以谵语属阳明病，今行过阳明之经，而反谵语也。太阳病，过经十余日，反二三下之者，过太阳之经也。过经与行经日期同，与传经大不同也。

伤寒二三日，阳明、少阳证不见者，为不传也。

二日传阳明之期，三日传少阳之期。阳明篇中云：始虽恶寒，二日自止，传阳明之证据也。心中悸而烦者，传少阳之证据也。若不见不恶寒，不见心中烦悸，为不传阳明少阳也。

伤寒二三日，心中悸而烦者，小建中汤主之。

心中烦悸是将传少阳之征。少阳主方，本是小柴胡汤，因未见口苦、咽干、目眩，尚在将入未入之际，故用小建中汤。少阳论中，伤寒阳脉涩，阴脉弦，法当腹中急痛，先与小建中汤；不瘥，与小柴胡汤，即此意也。

太阳病三日，发汗不解，蒸蒸发热者，属胃也，调胃承气汤主之。

发汗后，病不从汗解，蒸蒸发热者，自内蒸出，此传入阳明之征，胃虽未实，而邪已入胃，故用调胃承气汤。

太阳病二三日，不能卧，但欲起，心下必结，脉弱者，此本有寒分也，反下之，若利，利止必作结胸。未止者，四日复下之，此作协热利也。

此言太阳病二三日而烦躁者，不必尽传阳明。有水结胸一证，不可不察，当于脉之微弱上辨之。寒分即水之凝结者，本论无痰字，此即痰也，膈以上象天，清阳所聚，膈以下象地，浊阴所聚，故心下结硬，其病尚在膈上，皆由痰饮阻滞清阳之气使然，非食物停滞也。

太阳中风，下利呕逆，表解者，乃可攻之。其人絷絷汗出，发作有时，头痛，心下痞硬满，引胁下痛，干呕短气，汗出不恶寒者，此表解里未和也，十枣汤主之。

上文论外中风而内有寒痰之证，未有方治，此复详言病状出方治之。

问十枣汤未必即是治上节之病，曰心下结，见于误汗吐下后者居多。若未经汗吐下之心下结止此一证，而治未经汗吐下之心下硬亦止此一方，况药又对证，非此而何？

太阳病，外证未解，脉浮弱者，复以汗解，宜桂枝汤。

上节言表解者乃可攻之。倘表未解，尚恶寒者，未有方治，此特补之。

伤寒三日，阳明脉大。

伤寒三日，少阳脉小者，欲已也。

二节当作一句读。阳明脉本大，少阳脉本小，伤寒三日，应传阳明少阳日期，而脉之大小如经，知其不久自己也。

伤寒三日，三阳为尽，三阴当受邪，其人反能食而不呕，此为三阴不受邪也。

问曰：伤寒三日，脉浮数而微，病人身凉和者，何也？答曰：此为欲解也。解以夜半，脉浮而解者，濈然汗出也。脉数而解者，必能食也。脉微而解者，必大汗出也。

问曰：凡病欲知何时得何时愈？答曰：假令夜半得病，明日日中愈。日中得病，夜半愈，何以言之？日中得病，夜半愈者，以阳得阴则解也。夜半得病，明日日中愈者，以阴得阳则解也。

立夏得洪大脉，是其本位，其人病身体苦疼重者，须发其汗。若明日不疼不重者，不须发汗。若汗濈濈自出者，明日便解矣。何以言之？立夏得洪大脉，是其时脉，故使然也。四时仿此。

太阳病欲解时，从巳至未上。

太阳病未解，脉阴阳俱停，必先振栗汗出而解。但阳脉微者，先汗出而解，阴脉微者，下之而解。若欲下之，宜调胃承气汤。

问曰：病有战而汗出因得解者，何也？答曰：脉浮而紧，按之反芤，此为本虚，故当战而汗出也。其人本虚，是以发战，以脉浮，故当汗出而解也。若脉浮而数，按之不芤，此人本不虚，若欲自解，但汗出耳，不发战也。

脉弦而大，弦则为减，大则为芤，减则为寒，芤则为虚，寒虚相抟，此名为革。妇人则半产漏下，男子则亡血失精。

前伤寒条内云：脉浮而紧者，名曰弦。此曰大则为芤，则弦大，即上文浮而紧，按之芤之脉也。以是知半产漏下，亡血失精，即上文本虚二字注脚。

问曰：病有不战而汗出解者，何也？答曰：脉大而浮数，故知不战汗出而解也。

问曰：病有不战不汗出而解者，何也？答曰：其脉自微，此以曾经发汗，若吐、若下、若亡血，以内无津液，此阴阳自和，必自愈，故不战不汗出而解也。

以上十一节论病解之不同。

伤寒四五日，腹中痛，若转气下趋少腹者，此欲自利也。

此言传阴之候。

伤寒四五日，身热恶风，颈项强，胁下满，手足温而渴者，小柴胡汤主之。

此言传半表半里之候，不必见口苦，止据胁下满，即当用小柴胡汤。所谓柴胡证，但见一证便是，不必悉具也。

伤寒五六日，头汗出，微恶寒，手足冷，心下满，口不欲食，大便硬，脉细者，此谓阳微结，必有表复有里也。脉沉亦在里也。汗出为阳微，假令纯阴结，不得复有，外证悉入在里，此为半在里半在外也。脉虽沉紧，不得为少阴病，所以然者，阴不得有汗，今头汗出，故知非少阴也，可与小柴胡汤。设不了了者，得屎而解。

此与少阴病极相似，惟头汗出为异耳。少阴病有汗者四，俱兼下利，二证可治，二证不可治，独头汗出者绝无。

伤寒六七日，发热微恶寒，支节烦疼，微呕，心下支结，外证未去者，柴胡加桂枝汤主之。

此言邪传半表半里而外证尚多之治。

太阳病，头痛至七八日已上，自愈者，以行其经尽故也。若欲作再经者，针足阳明，使经不传则愈。

伤寒三日，一大关键，谓三阳已尽，三阴当受邪也。阴不受邪，可自解矣。伤寒六日，又是一大关键，谓其六日行太阳一经已尽，若不自解，则或传阳明，或传三阴之候也。七八日已上者，六七日也。欲作再经者，言已行尽太阳一经，恐欲再行阳明一经也。

伤寒六七日，无大热，其人躁烦者，此阳去入阴故也。

若脉和，其人大烦，目重，睑内际黄者，此为欲解也。

病六七日，手足三部脉皆至大，烦而口噤，不能言，其人躁扰者，必欲解也。

欲自解者，必当先烦，乃有汗而解，何以知之？脉浮故知，汗出解也。

已上四节辨入阴与欲解病脉证。睑内际近鼻处是也。

太阳病六七日，表证仍在，脉微而沉，反不结胸，其人如狂者，以热在下焦，少腹当硬满，小便自利者，下血乃愈。所以然者，以太阳随经，瘀热在里故也，抵当汤主之。

此辨蓄血证也。与水结胸辨，不与阳明胃实辨，阳明胃实其脉亦实，与脉微而沉大不相似，惟水结胸与蓄血证其脉皆微，其证不能卧，但欲起，与如狂相类，故辨之。然水蓄于下，小便必不利；水蓄于上，其胸必结。今既不结胸，小便复利，而脉微如狂，非蓄血而何？

太阳病，身黄脉沉结，少腹硬，小便不利者，为无血也。小便自利，其人如狂者，血证谛也，抵当汤主之。

为无血言无瘀血，非血少也。此与湿热发黄证辨，太阳病脉沉，身黄，与湿热栀子柏皮证同，惟小便利不利为异耳。如小便不利，则病在气分，不在血分，为无瘀血也。若小便自利，则病不在气分，必在血分，更有如狂现证，其为瘀血明矣。

伤寒有热，少腹满，应小便不利，今反利者，为有血也，当下之。不可余，药宜抵当丸。

此与一切五苓猪苓等证辨也。蓄血证亦不定现发黄，惟少腹满而小便利者，斯为确据。满比硬稍轻，故用丸。

太阳病不解，热结膀胱，其人如狂，血自下，下者愈。其外不解者，尚未可攻，当先解外。外解已，但少腹急结者，乃可攻之，宜桃核承气汤。

前条瘀血全无行动之意，故用飞潜吮血之物，活动其血，以逐之。此条血已自下，不过乘其势而导之使出，故不假动血药。

太阳病，外证未解，不可下也。下之为逆，欲解外者，宜桂枝汤主之。

外证未解者，尚恶寒也。此补上文，外证未解之治，此条与十枣后治外证未解一条，编伤寒者，往往编在一处，以为类叙法，遂令类叙处有重复之嫌，抽出处有缺文之恨，故移正之。

本发汗而复下之，此为逆也。若先发汗，治不为逆。本先下之，而反汗之，为逆。若先下之，治不为逆。

此申明上文下之为逆句。

脉阴阳俱紧，至于吐利，其脉独不解，紧去人安，此为欲解。若脉迟至六七日，不欲食，此为晚发，水停故也，为未解。食自可者，为欲解。

此总提停水证起下四节。

伤寒表不解，心下有水气，干呕发热而咳，或渴，或利，或噎，或小便不利，少腹满，或喘者，小青龙汤主之。

伤寒心下有水气，咳而微喘，发热不渴，服汤已渴者，此寒去欲解也，小青龙汤主之。

服汤已，即是小青龙汤，非寒去欲解之后再用小青龙也。以上论伤寒未解而停水者。

中风发热，六七日不解而烦，有表里证，渴欲饮水，水入则吐者，名曰水逆，五苓散主之。

表证即是发热汗出，恶寒里证即是停水。

伤寒汗出而渴者，五苓散主之。不渴者，茯苓甘草汤主之。

渴者丹田有热，故五苓散中用泽泻、猪苓。不渴者，丹田无热，故茯苓甘草汤中不用泽泻、猪苓。以上论中风未解而停水者。

伤寒六七日，不利，便发热而利，其人汗出不止者，死。有阴无阳故也。

阳气大亏之证，望其七日来复之期，阳气渐苏，阴邪渐退可自解也。乃反增下利汗出，是微阳已散，阴邪独留，不死何待？

发热而厥，七日下利者，为难治。

此较上条少一汗出证，在可治不可治之间，故曰难治。治法不外通脉四逆。伤寒脉浮而缓，手足自温者，系在太阴，太阴当发身黄，若小便自利者，不能发黄，至七八日，虽暴烦下利日十余行，必自止，以脾家实，腐秽当去故也。

脾属太阴湿土，凡伤于湿者，内应太阴，兼寒者，吐利腹痛，即太阴之正症。兼热者，即湿痹发黄证。若内湿热而外复感风寒者，即麻黄连翘赤小豆证。丹溪以造曲比之谓，湿热郁久则发黄，故自汗出者，谓之热越，不能发黄，即不汗出而小便自利者，亦不能发黄，以湿热分泄故也。此条脉浮为有表证，脉缓为属脾，不见吐利腹痛，是湿热，非寒湿也，即是麻黄连翘赤小豆证，因小便自利，故不发黄耳。问曰：既属太阴，如何不编入太阴内？曰：太阴病认证处全在腹满而吐，食不下，自利益甚，时腹自痛，此条内一证不见，若编入太阴内，教人何处认证？况脉浮的属太阳证据，如何混入太阴内？七八日暴烦下利，正是邪去欲解之候，恐人误作传入阴经治，故曰必自止，当不治自解耳。

伤寒八九日，身黄如橘子色，小便不利，腹微满者，茵陈蒿汤主之。

上言湿热证，小便自利者，不发黄，此论小便不利而发黄之治。

脉浮而迟，面热赤而战惕者，六七日当汗出而解。反发热者，差。迟为无阳，不能作汗，其身必痒也。

脉迟不同沉迟，而尺中迟，皆属营气不足，新加汤主治。沉迟面赤属下虚，自汗乃解。此条脉浮而迟，属卫阳虚。经云：上焦开发，若雾露之溉是为气。因少此如雾露者，则不能作汗，至于面赤亦有数条，痉病与二阳并病，皆由阳气怫郁在表，治宜发汗。本条属卫阳虚而表未解，又宜小剂发汗。厥阴中戴阳一条，听其自汗乃解，即少阴病中通脉四逆一证，肾阳大虚，仍用葱以通阳气。参观全论，面赤一证，未有不从汗解者。

太阳病，得之八九日，如疟状，发热恶寒，热多寒少，其人不呕，清便欲自可，一日二三度发，脉微缓者，为欲愈也。脉微而恶寒者，此阴阳俱虚，不可更发汗，更下更吐也。面色反有热色者，未欲解也，以其不能得小汗出，身必痒，宜桂枝麻黄各半汤。

上半节是欲解之候，自面色反有热色以下与上条同，上条无方，此条出方主治。

不呕与少阳辨。太阳转入少阳必呕，今不呕，非少阳之往来寒热，便调与阳明。辨太阳转入阳明，必胃实，不大便，今便调，非阳明之潮热。

伤寒八九日，风湿相抟，身体疼烦，不能自转侧，不呕不渴，脉浮虚而涩者，桂枝附子汤主之。若其人大便硬，小便自利者，去桂枝加白术汤主之。

不呕与少阳病辨。误下少阳，胸满烦惊，一身尽重，不可转侧，与此证相似。但少阳证喜呕而此证不呕为异耳。

不渴与三阳合病辨。三阳合病，身重难以转侧，与此证相似，但三阳合病，治用白虎，其证必渴，而此证不渴为异耳。恐人误认，故特提要处辨之。

病者一身尽疼，发热，日晡所剧者，此名风湿。此病伤于汗出当风，或久伤取冷所致也。

风湿相抟，骨节烦疼，掣痛不得屈伸，近之则痛剧，汗出短气，小便不利，恶风不欲去衣，或身微肿者，甘草附子汤主之。

本论云：湿家之为病，一身尽痛，而有兼寒兼热之异。兼热者，脉来沉细无汗而发黄；兼风寒者，脉浮虚而涩，多汗恶风寒而不发黄。此皆有发热证也，故本论详辨。至若但痛而不发热者，俗名白虎历节，本论不具此证，虽不发黄，其中有热者不少，不可泥于经文寒胜为痛之句。

太阳病，脉浮紧，无汗发热，身疼痛，八九日不解，表证仍在，此当发其汗。服药已微除，其人发烦热目瞑，剧者必衄，衄乃解，所以然者，阳气重故也，麻黄汤主之。

服药已即是服麻黄汤，此亦倒装文法，非已解后更用麻黄汤也。

太阳病，脉紧，发热，身无汗，自衄者，愈。

伤寒脉浮紧，不发汗因致衄者，麻黄汤主之。

此条疑有误处。经云：夺血者无汗。本论云：衄家不可发汗，况上条明云自衄者愈，似无再用麻黄汤之理。

太阳病，十日以去，脉浮细而嗜卧者，外已解也。设胸满胁痛者，与小柴胡汤。脉但浮者，与麻黄汤。

太阳病，过经十日，反二三下之，后四五日，柴胡证仍在者，先与小柴胡汤。呕不止，心下急，郁郁微烦者，为未解也，与大柴胡汤下之则愈。

伤寒六日内太阳主气，第七日至十二日阳明主气，第十三日以后少阳主气。此言过太阳之经十余日则病十七八日也。值少阳主气之期，当用小柴胡主治。若经误下，当先看小柴胡证仍在否，再议治法。

太阳病，过经十余日，心中温温欲吐，而胸中痛，大便反溏，腹微满，郁郁微烦，先此时自极吐上者，与调胃承气汤。若不尔者，不可与但欲呕，胸中痛微溏者，此非柴胡证，以呕故知极吐下也。

呕乃柴胡证据，言以呕故知极吐，柴胡证也。

伤寒发热，汗出不解，心中痞硬，呕吐而下利者，大柴胡汤主之。

伤寒十三日不解，胸胁满而呕，日晡所发潮热，已而微利。此本柴胡证，下之而不得利，今反利者，知医以丸药下之，非其治也。潮热者，实也，先宜小柴胡汤以解外，后以柴胡加芒硝汤主之。

伤寒十三日，不解，过经谵语者，以有热也，当以汤下之。若小便利者，大便当硬，而反下利，脉调和者，知医以丸药下之，非其治也。若自下利者，脉当微厥，今反和者，此为内实也，调胃承气汤主之。

伤寒十余日，热结在里，复往来寒热者，与大柴胡汤。但结胸，无大热者，此为水结在胸胁也。但头微汗出者，大陷胸汤主之。

伤寒论读

嘉善沈尧封读

绍兴裘庆元校刊

辨误汗病脉证

太阳病三日，已发汗，若吐、若下、若温针，仍不解者，此为坏病，桂枝不中与也。观其脉证，知犯何逆，随证治之。

前太阳证中二十余方，皆疗未经误治之正病，此以下皆论误治之变证也。

凡病，若发汗、若吐、若下、若亡津液，阴阳自和者，必自愈。此言虽被误而亦有不治自愈者。

太阳病，初服桂枝汤，反烦不解者，先刺风池、风府，却与桂枝汤则愈。

风池，足少阳经穴，在耳后颞颥后脑空下发际陷中，按之引于耳中，手足少阳阳维之会。风府，足太阳经穴，一名风门，一名热府，在二椎下两旁，去脊各一寸五分，正坐取之。

喘家作，桂枝汤，加厚朴杏子仁佳。

服桂枝汤大汗出，脉洪大者，与桂枝汤，如前法。若形似疟，日再发者，汗出必解，宜桂枝二麻黄一汤。

服桂枝汤，大汗出后，大烦渴不解，脉洪大者，白虎加人参汤主之。

此本白虎证而误用桂枝汤也。两证相似，当于渴不渴辨之。

伤寒脉浮，自汗出，小便数，心烦，微恶寒，脚挛急，反与桂枝汤，欲攻其表此误也。得之便厥，咽中干，烦躁吐逆者，作甘草干姜汤与之，以复其阳。若厥愈足温者，更作芍药甘草汤与之，其脚即伸。若胃气不和，谵语者，少与调胃承气汤。若重发汗，更加烧针者，四逆汤主之。

问曰：证象阳旦，按法治之而增剧，厥逆，咽中干，两胫拘急而谵语，师言夜半手足当温，两脚当伸，后如师言。何以知之？答曰：寸口脉浮而大，浮则为风，大则为虚，风则生微热，虚则两胫挛，病证象桂枝，因加附子参其间，增桂令汗出，附子温经，亡阳故也。厥逆咽中干，烦躁，阳明内结，谵语烦乱，更饮甘草干姜汤，夜半阳气还，两足当热，胫尚微拘急，重与芍药甘草汤，尔乃胫伸。以承气汤微溏，则止其谵语，故知其病可愈。

论中止有阳明并无阳旦，阳旦乃阳明传写之误耳。身热自汗出，小便利，心烦，如不恶寒，反恶热脉实者，是阳明当下证。若身热自汗出，小便利，心烦而微恶寒，脉尚浮者，为表未尽解，仍宜桂枝汤解外，故曰按法治之。而其所以增剧者，现证较阳明多一脚挛急，脉浮中多一大字，实非阳明病，乃系阳虚中风证也。此条亦不甚难解，何至有云非仲景书者，有补阳旦汤者，纷纷不一，皆因平日曾看过《伤寒论》，尚未熟读《伤寒论》故也。

桂枝本为解肌，若其人脉浮紧，发热汗不出者，不可与也。当须识此勿令误也。

此论无汗之伤寒不可与桂枝汤，以方中有芍药故也。至于桂枝则麻黄汤中亦自用之，何尝禁乎？肌在脉外，解肌者，解脉外肌腠之邪也。

凡服桂枝汤吐者，其后必吐脓血也。

酒客病，不可与桂枝汤，得汤则呕，以酒客不喜甘故也。

以上三节论桂枝汤之禁。

风家表解而不了了者，十二日愈。

以上皆论服桂枝汤后现证。

伤寒发汗已解，半日许复烦，脉浮数者，可更发汗，宜桂枝汤主之。

此本麻黄证，而用麻黄发汗，药已对证乃解，而复烦，脉浮数者，药未胜病也，可更发汗，只须桂枝足矣，不宜再用麻黄汤。

发汗已，脉浮数，烦渴者，五苓散主之。

汗已脉浮数，更加烦渴，则外邪未解，内复停水，宜五苓散两解表里，又非桂枝汤主治矣。

发汗后，不可更行桂枝汤，汗出而喘，无大热者，可与麻黄杏仁甘草石膏汤主之。

此本大青龙证而误用麻黄汤之见证。

发汗后，饮水多，必喘，以水灌之亦喘。

发汗后致喘不一，不可既用上方。

脉浮数者，法当汗出而愈。若下之，身重心悸者，不可发汗，当自汗出乃解，所以然者，尺中脉微，此里虚。须表里实，津液自和，便自汗出愈。

此言下后不可发汗。

下之后，复发汗，必振寒，脉微细。所以然者，以内外俱虚故也。

下之后，复发汗，昼日烦躁不得眠，夜而安静，不呕不渴，无表证，脉沉微，身无大热者，干姜附子汤主之。

经有虚则相并之说。昼日烦躁者，我身之微阳感天之阳欲外出而与之并也。夜乃天之阴，我身微阳不敢外出，故反安静耳。烦而兼呕，是少阳证，烦而兼渴是白虎证，故辨之无表证，即在脉沉微无大热上见。

太阳病，先下之而不愈，因复发汗，以此表里俱虚，其人因致冒，冒家汗出自愈。所以然者，汗出表和故也，得里未和，然后复下之。

此言虚而有表证者，令其自汗。

伤寒大下后，复发汗，心下痞，恶寒者，表未解也。不可攻痞，当先解表，表解，乃可攻痞。解表宜桂枝汤，攻痞宜大黄黄连泻心汤。

心下痞，即上文里未和证也。

心下痞复恶汗出者，附子泻心汤主之。

病人脉数，数为热，当消谷引食而反吐者，此以发汗，令阳气微，膈气虚脉乃数也。数为客热，不能消谷，以胃中虚冷，故吐也。

前言脉浮数者，当发汗。此言亦有因汗而致数者，脉数属热，而热有真假之分，当于能食吐食上辨。

脉浮紧者，法当身疼痛，宜以汗解之。假令尺中迟者，不可发汗，何以知之？然以营气不足，血少故也。

发汗后，身疼痛，脉沉迟者，桂枝加芍药、生姜各一两，人参三两，新加汤主之。

此承上文言，不可发汗而发之，则脉之尺中迟者。变为六脉尽沉迟矣，用此汤救之。

病人脉阴阳俱紧，反汗出者，亡阳也，此属少阴，法当咽痛而复吐利。

脉阴阳俱紧，无汗者，麻黄证；汗出者，亡阳证。故见此脉，当于汗上辨之。亡阳脉证不一，脉有微细者，有阴阳俱紧者，有沉迟者，有数者，证有烦躁类少阳者，有谵语类阳明者。此条当于某证上辨，彼条又当于某证上辨，如脉数似热而于反吐上见亡阳，烦躁类少阳而不呕上见亡阳。逐条细辨，方得病情，岂可一例论哉！

发汗后，水药不得入口，为逆。若更发汗，必吐下不止。

病人有寒，复发汗，胃中冷，必吐蛔。

此里寒也。表寒可发汗，里寒不可发汗。

咽喉干燥者，不可发汗。

淋家不可发汗，发汗必便血。

疮家虽身疼痛，不可发汗，发汗则痉。

此证既不可汗，又有不得不汗之势。一友用葛根汤取效，以葛根汤即痉病发汗方也。

衄家不可发汗，汗出必额上陷，脉紧急，目直视不得眴，不得眠。

亡血家不可发汗，发汗则寒栗而振。

咳而小便利，若失小便者，不可发汗，汗出四肢厥逆冷，大汗出，若大下利而厥。

冷者四逆汤主之。

汗家重发汗，必恍惚心乱，小便已阴痛，与禹粮丸。

发汗多，若重发汗者，亡其阳。谵语脉短者，死。脉自和者，不死。

此证与阳明脉弦者生一条外证相似，而病如水火，此当温补，彼宜攻下，皆死生在于顷刻，倘有疑惑，当以手按病人，腹实硬者是阳明虚，软者是亡阳。

未持脉时，病人叉手自冒心，师因教试令咳而不咳者，此必两耳聋无闻也。所以然者，以重发汗，虚故如此。

发汗病不解，反恶寒者，虚故也，芍药甘草附子汤主之。

此本桂枝证而误用麻黄汤也。

大汗出，热不去，内拘急，四肢疼，又下利厥逆而恶寒者，四逆汤主之。

此误汗甘草附子汤证也。证本自汗出，误汗则大汗出。证本发热，误汗则热不为汗减。证本骨节烦疼不得屈伸，误汗则内拘急，四肢疼。证本大便反快，误汗则下利。证本恶风不欲去衣，误汗则厥逆而恶寒。

太阳病，发汗，遂漏不止，其人恶风，小便难，四肢微急，难以屈伸者，桂枝加附子汤主之。

此误汗桂枝附子证也。

太阳病，发汗，汗出不解，其人仍发热，心下悸，头眩，身瞤动，振振欲擗地者，真武汤主之。

发汗后，恶寒者，虚故也；不恶寒，但热者，实也，当和胃气，与调胃承气汤。

此辨汗后之虚实。

发汗后其人脐下悸者，欲作奔豚，茯苓桂枝甘草大枣汤主之。

此误汗茯苓甘草汤证也。即用原方以枣易姜枣，乃守中之圣药。中风干呕，用枣守中，使上焦之邪不得陷下。奔豚用枣守中，使下焦之邪不得上攻。惟邪在中焦者禁用。

发汗过多，其人叉手自冒心，心下悸，欲得按者，桂枝甘草汤主之。

此亦误汗茯苓甘草汤证也。叉手冒心而耳不聋，虚而未甚也。心下悸者，水气仍在中上之间，故仍用原方去茯苓，以汗后不宜过渗也，去生姜以邪及中州也。

太阳病，小便利者，以饮水多，必心下悸；小便少者，必苦里急也。

饮水多小便利者，水不聚于下而聚于上。小便少者，水不聚于上而聚于下。此释上文心下悸也。

大下后，复发汗，小便不利者，亡津液故也。勿治之，得小便利，必自愈。

承上文言小便不利证有不同。有水停而不利者，亦有亡津液而不利者，不可混治。

太阳病，发汗后，大汗出，胃中干，烦燥不得眠，欲得饮水者，少少与饮之，令胃气和则愈。若脉浮，小便不利，微热消渴者，与五苓散主之。

上截论亡津液用法救之，下截论停水出方治之。

欲得饮水者，非不渴，又非大渴也。大汗烦燥，最似白虎证，但白虎证大渴，此则不大渴也。烦燥不得眠，又似干姜附子证，但姜附证不渴，此则欲饮水。发汗后腹胀满者，厚朴生姜半夏甘草人参汤主之。

此误汗小青龙证也。

伤寒发汗已，身目为黄，所以然者，以寒湿在里不解故也。以为不可下也，于寒湿中求之。

此误汗栀柏证及茵陈蒿证也。

伤寒吐下后，发汗，虚烦，脉甚微，八九日心下痞硬，胁下痛，气上冲咽喉，眩冒，经脉动惕者，久而成痿。

辨误下病脉证

太阳病，下之，其脉促，不结胸者，此为欲解也。脉浮者，必结胸也。脉紧者，必咽痛。脉弦者，必两胁拘急。脉细数者，头痛未止。脉沉紧者，必欲呕。脉沉滑者，协热利。脉浮滑者，必下血。

首节总提。

太阳病，先发汗不解，而复下之，脉浮者，不愈。浮为在外，而反下之，故令不愈，今脉浮故知在外，当须解外则愈，宜桂枝汤主之。

脉浮而不结胸者，邪不内陷，仍宜桂枝汤。

太阳病下之后，其气上冲者，可与桂枝汤，方用前法。若不上冲者，不可与之。

凡经汗经下后，外邪未解，仍宜表散者，虽本自麻黄证而来，亦止用桂枝汤，不用麻黄汤，以汗下后虚故也。其气上冲，邪有向外之机。

太阳病，下之微喘者，表未解也，桂枝加厚朴杏仁汤主之。

此误下桂枝加朴杏证。下后微喘仍用原方。

下后不可更行桂枝汤，若汗出而喘，无大热者，可与麻黄杏仁甘草石膏汤。

此误下大青龙证也。

湿家下之，额上汗出，微喘，小便利者，死。若下利不止者，亦死。

误下，湿证额上必有汗出。其下利不止者，死。误下，桂枝附子证也。其小便利者，死。误下，去桂加术证也。

湿家，其人但头汗出，背强欲得被覆向火。若下之早则哕，或胸满，小便不利，舌上如胎者，以丹田有热，胸中有寒。渴欲得水而不能饮，则口燥烦也。

此早下茵陈蒿汤证也。

太阳病，下之后，脉促胸满者，桂枝去芍药汤主之。若微恶寒者，去芍药方中加附子汤主之。

上文言脉促不结胸者为欲解，此言脉促虽不结胸而胸尚满者，邪未解也。本论凡胸满者去芍药。

服桂枝汤或下之，仍头项强痛，翕翕发热，无汗，心下满微痛，小便不利者，桂枝汤去桂加茯苓白术汤主之。

病发于阳而反下之，热入，因作结胸；病发于阴而反下之，因作痞，所以成痞者，以下之太早故也。

首论云：病有发热恶寒者，发于阳也，无热恶寒者，发于阴也。第论中邪伤太阳无热之证绝少，惟初起时则有之，麻黄证是也。要之，发于阳者，即阳邪所发也；发于阴者，即阴邪所发也。

脉浮而紧，而复下之，紧反入里，则作痞，按之自濡，但气痞耳。

此谓误下阴邪而成痞。

心下痞，按之濡，其脉关上浮者，大黄黄连泻心汤主之。本以下之，故心下痞，与泻心汤，痞不解，其人渴而口燥烦，小便不利者，五苓散主之。

此言误下五苓证亦致心下痞者，常细察之。

太阳病，寸缓关浮尺弱，其人发热，汗出复恶寒，不呕，但心下痞者，此以下之过也。如其不下，病人不恶寒而渴者，此转属阳明也。小便数者，大便必硬，不更衣十日无所苦也。渴欲饮水者，少少与之，但依治救之。渴者，宜五苓散。

此言心下痞而有寸缓、关浮、尺弱者亦从误下得来。如其不下，则脉象缓弱，病从太阴渐转阳明也。但转属阳明，小便数者，湿气渐消，大便必硬，不更衣必有所苦。不更衣十日一无所苦，非转属阳明也。脉象缓弱，究非可下证，如微渴欲饮者，是亡津液所致，少少与之，令胃和则愈。若微热，消渴，小便不利者，停水证也，宜用五苓散。

太阳病，医发汗，遂发热恶寒，因复下之，心下痞，表里俱虚，阴阳气并竭，无阳则阴独；复加烧针，因胸烦面色青黄肤瞤者，难治。今色微黄，手足温者，易愈。

太阳病者，脉浮，头项强痛，恶寒也。发热原不在内，故诸证具而尚未发热，麻黄汤主治。今医用发汗最为合法，但解而复烦，邪犹未尽，当用桂枝汤重发汗则愈。医乃误认发汗不解，蒸蒸发热，病已属胃一证，即用下法，则谬以千里矣。

发汗，若下之，病仍不解，烦躁者，茯苓四逆汤主之。

此即愈之之法也。是方阴阳并补兼化寒饮。

发汗，若下之，而烦热，胸中窒者，栀子豉汤主之。

此亦愈之之法也。是方湿热在膈上者宜之。

太阳病，脉浮而动数，浮则为风，数则为热，动则为痛，数则为虚，头痛发热，微盗汗出，而反恶寒者，表未解也。医反下之，动数变迟，膈内拒痛，胃中空虚，客气动膈，短气躁烦，心中懊憹，阳气内陷，心下因硬，则为结胸，大陷胸汤主之。若不结胸，但头汗出，余无汗，剂颈而还，小便不利，身心发黄也。

风热未解而误下之，则成结胸。湿热未解，而误下之，则发身黄。皆有懊憹而烦之证，其误下湿热证，必头汗出，余无汗可据。

发汗吐下后，虚烦不得眠，若剧者，必反覆颠倒，心中懊憹者，栀子豉汤主之。若少气者，栀子甘草豉汤主之。若呕者，栀子生姜豉汤主之。凡服栀子汤，病人旧微溏者，不可与服之也。

此治误下湿热之方也。湿热主方本是栀子柏皮汤，外兼风寒是即麻黄连翘赤小豆汤，内入阳明即茵陈蒿汤。若误汗误下后，即此栀子豉汤。

下利后，更烦，按之心下濡者，为虚烦也，宜栀子豉汤。

此释上文虚烦二字。下利后者用下药而大便通利后也，虽烦亦当止。若更烦者，此误下也，按之心下濡者，为虚烦也，按之石硬者结胸也。

伤寒六七日，结胸热实，脉沉而紧，心下痛，按之石硬者，大陷胸汤主之。

此释上文结胸二字，二节当合看。

伤寒，若吐、若下后，心下逆满，气上冲胸，起则头眩，脉沉紧，发汗则动经，身为振振摇者，茯苓桂枝白术甘草汤主之。

此误下茯苓甘草汤证也。原方用苓桂姜甘四味，前论误汗欲作奔豚者，中州虚，无以坐镇也，故即于原方去姜加枣，藉以守中也。今论误下不但客气动膈，而脉亦沉紧，则水气已陷入中州矣，故用原方去姜加术，藉以除中州之水湿也。

伤寒五六日，大下之后，身热不去，心中结痛者，未欲解也，栀子豉汤主之。

伤寒，医以丸药大下之，身热不去，微烦者，栀子干姜汤主之。

伤寒，下后心烦，腹满，卧起不安者，栀子厚朴汤主之。

太阳病，重发汗而复下之，不大便五六日，舌上燥而渴，日晡所小有潮热，从心下至少腹硬满而痛不可近者，大陷胸汤主之。

恐人误认陷胸汤止治心下石硬，故指出心下至少腹俱硬者并治之。

伤寒病，若吐、若下后，七八日不解，热结在里，表里俱热，时时恶风，大渴，舌上干燥而烦，欲饮水数升者，白虎加人参汤主之。

此误下白虎证也。

结胸证，其脉浮大者，不可下。下之，则死。

结胸证悉具，烦躁者，亦死。

寸口脉浮大，而医反下之，此为大逆。浮则无血，大则为寒，寒气相抟，则为肠鸣。医乃不知，而反饮冷水，令汗大出，水得寒气，冷必相抟，其人即𪕋。问曰：病有结胸，有藏结，其状何如？答曰：按之痛，寸脉浮，关脉沉，名曰结胸也。何谓藏结？答曰：如结胸状，饮食如故，时时下利，寸脉浮，关脉小细沉紧，名曰藏结。舌上白胎滑者，难治。

藏结无阳证，不往来寒热，其人反静，舌上胎滑者，不可攻也。

病胁下素有痞，连在脐旁，痛引少腹，入阴筋者，此名藏结，死。

小结胸病，正在心下，按之则痛，脉浮滑者，小陷胸汤主之。

寒实结胸，无热证者，与三物小陷胸汤，白散亦可服。

伤寒发汗，若吐、若下，解后，心下痞硬，噫气不除者，旋覆代赭汤主之。

此误下小青龙证也。

伤寒五六日，呕而发热者，柴胡汤证具，而以他药下之，柴胡证仍在者，复与柴胡汤。此虽已下之，不为逆，必蒸蒸而振，却发热汗出而解。若心下满而硬痛者，此为结胸也，大陷胸汤主之。但满而不痛者，此为痞，柴胡不中与也，宜半夏泻心汤。

此以下四节皆由误下柴胡证得来。误下柴胡证，分见三处者，有不得不分之势。少阳论中云：若已吐下，发汗，温针，柴胡证罢，此为坏病，依法治之。若柴胡证不罢者，复与柴胡汤，故存少阳论内者，柴胡桂姜汤、柴胡龙牡汤存。过轻不解内者，大柴胡汤、柴胡加芒硝汤。此数条皆柴胡证未尽罢者也。至心下痞数条，柴胡汤证已罢，若不归入误下痞满内，如何比类辨别？况读文气本分三处，少阳条内云：凡柴胡汤证而下之，若柴胡证不罢者，复与柴胡汤，必蒸蒸而振，却发热汗出而解，与此条同。过经条内云：柴胡汤证仍在者，先与小柴胡汤，亦与本节同。惟其分在数处见，故为遥应文法，若并见一处，则为重出矣。

伤寒中风，医反下之，其人下利，日数十行，谷不化，腹中雷鸣，心下痞硬而满，干呕心烦，不得安，医见心下痞，谓病不尽，复下之，其痞益甚，此非结热，但以胃中虚，客气上逆，故使硬也，甘草泻心汤主之。

伤寒服汤药，下利不止，心下痞硬，服泻心汤已，复以他药下之，利不止。医以理中与之，利益甚。理中者，理中焦，此利在下焦，赤石脂禹余粮汤主之。复利不止者，当利其小便。

伤寒汗出，解之后，胃中不和，心下痞硬，干噫，食臭，胁下有水气，腹中雷鸣，下利者，生姜泻心汤主之。

心下痞，未有不从误下得来者，故即汗出解后而就证论治，不妨类叙于此。太阳病，桂枝证，医反下之，利遂不止，脉促者，表未解也。喘而汗出者，葛根黄芩黄连汤主之。

太阳病，外证未除，而数下之，遂协热而利，利下不止，心下痞硬，表里不解者，桂枝人参汤主之。

此误下十枣外未解之证也。协热利者，发热而利也。故曰表里不解。

伤寒，医下之，续得下利清谷不止，身疼痛者，急当救里；后身疼痛，清便自调者，急当救表。救里宜四逆汤，救表宜桂枝汤。

被误下利，证见身疼痛，即为表未解，不必发热。凡汗下后，即表未解，止用桂枝汤，不用麻黄汤。论中皆如此，清作圊字解。圊谷者，完谷不化也。圊便自调者，大便如常也。

下利清谷，不可攻表，汗出必胀满。

伤寒，本自寒下，医复吐下之，寒格，更逆吐下。若食入口即吐，干姜黄连黄芩人参汤主之。

伤寒，胸中有热，胃中有邪气，腹中痛，欲呕吐者，黄连汤主之。

伤寒六七日，大下后，寸脉沉而迟，手足厥逆，下部脉不至，咽喉不利，唾脓血，泄利不止者，为难治，麻黄升麻汤主之。

辨误吐病脉证

太阳病，吐之，但太阳病当恶寒，今反不恶寒，不欲近衣，此为吐之内烦也。

太阳病，当恶寒发热，今自汗出，不恶寒发热，关上脉细数者，以医吐之过也。一二日吐之者，腹中饥，口不能食，三四日吐之者，不喜糜粥，欲食冷食，朝食暮吐，以医吐之所致也，此为小（疑作吐）逆。

伤寒吐后，腹胀者，与调胃承气汤。

辨水逆病脉证

病在阳，应以汗解之，反以冷水潠之。若灌之，其热被劫不得去，弥更益烦，肉上粟起，意欲饮水，反不渴者，服文蛤散。若不差者，与五苓散。

伤寒大吐大下之，极虚，复极汗出者，以其人外气怫郁，复与之水，以发其汗，因得哕。所以然者，胃中寒冷故也。

辨火逆病脉证

脉浮宜以汗解，用火灸之，邪无从出，因火而盛，病从腰以下，必重而痹，名为火逆也。

形作伤寒，其脉不弦紧而弱，弱者必渴，被火者，必谵语弱者，发热脉浮，解之当汗出愈。

微数之脉，慎不可灸，因火为邪，则为烦逆。追虚逐实，血散脉中，火气虽微，内攻有力，焦骨伤筋，血难复也。

脉浮热甚，反灸之，此为实。实以虚治，因火而动，必咽燥唾血。

太阳病，以火熏之，不得汗，其人必躁，到经不解，必清血，名为火逆。

太阳病二日，反躁反熨其背，而大汗出，大热入胃，胃中水竭，躁烦，必发谵语，得十余日，振栗自下利者，此为欲解也。故其汗从腰以下不得汗，欲小便不得，反呕，欲失溲，足下恶风，大便硬，小便当数，而反不数及不多，大便已，头卓然而痛，其人足心必热，谷气下溜故也。

太阳中风，以火劫发汗，邪风被火热，血气流溢，失其常度，两阳相熏灼，其身发黄。阳盛则欲衄，阴虚则小便难，阴阳俱虚竭，身体则枯燥。但头汗出，剂颈而还，腹满微喘，口干咽烂，或不大便，久则谵语，甚者至哕，手足躁扰，捻衣摸床，小便利者，其人可治。

伤寒脉浮，医以火迫劫之，亡阳，必惊狂，起卧不安者，桂枝去芍药加蜀漆牡蛎龙骨救逆汤主之。

太阳伤寒者，加温针必惊也。

火逆下之，因烧针，烦躁者，桂枝甘草龙骨牡蛎汤主之。烧针令其汗，针处被寒，核起而赤者，必发奔豚气，从少腹上冲心者，灸其核上各一壮，与桂枝加桂汤更加桂三两。

《伤寒论读》误治终

伤寒论读

嘉善沈尧封读
绍兴裘庆元校刊

辨阳明病脉证

阳明之为病，胃家实也。

此是阳明病提纲。后称阳明病三字，俱有胃家实在内。胃家实，言以手按胃中实硬也。如大陷胸证，按之石硬，即名实热。栀子豉证，按之心下濡，即名虚烦。夫心下俱以濡硬分虚实，何独于胃中不以濡硬分虚实乎？注伤寒家皆曰胃家本实，所以病入阳明但此作推原入阳明之故则可。若即作胃家实，正面则本是实而可据之语反成空论，教人无处认证，此大不可也。

问曰：阳明病外证云何？答曰：身热，汗自出，不恶寒，反恶热也。

阳明病，或发热，或潮热，总无身不热之阳明。身不热而胃似实，是太阴而非阳明矣。或汗多，或微汗，总无不汗出之阳明。不汗出而胃似实，非兼外证，即属久虚与寒湿，非真阳明病也。夫恶寒，太阳证也。微恶寒不恶热者，犹未离乎太阳也。惟不恶寒反恶热，乃是阳明的证，注伤寒家皆以胃家实为在内之府病，承气汤主治，以身热汗出恶热为在外之经病，桂枝汤主治，不思桂枝汤为恶寒而设，若不恶寒反恶热，如何可用桂枝汤？是经病之说谬也。况以身热汗出不恶寒分作经病，则其所谓府病者，必身不热，汗不出，不恶热反恶寒明矣，而可用承气汤以下之耶。要之，胃家实是在内之证据，本节是在外之证据，须内外俱备，方是真阳明可下证。若一证不具，即非真阳明证，虽非真阳明，而胃实已皆不得不称阳明，称阳明而类叙一处，以便同中审异耳。

问曰：何缘得阳明病？答曰：太阳病，发汗，若下，若利小便，此亡津液，胃中干燥，因明得阳明病之故。由于误治，太阳病亡其津液，即下文太阳阳明也。

问曰：病有得之一日，不发热而恶寒者，何也？答曰：虽得之一日，恶寒将自罢，即自汗出而恶热也。问曰：恶寒何故自罢？答曰：阳明居中，土也，万物所归，无所复传，始虽恶寒，二日自止，此为阳明病也。

此言阳明病不尽由误治，太阳亦有自入者。邪热炽甚，逼汗大出，此证从太阳病发热而渴，不恶寒之温病进来，即下文之正阳阳明也。

问曰：病有太阳阳明，有正阳阳明，有少阳阳明，何谓也？答曰：太阳阳明者，脾约是也；正阳阳明者，胃家实是也；少阳阳明者，发汗利小便已，胃中燥烦实，大便难是也。

此言阳明病不尽由太阳正阳而来，更有误治少阳所致。凡太阳亡津液之阳明，皆称脾约，不独麻仁丸一证已也。盖脾主行津液，胃既燥则脾无津液之可行，故曰约。正阳阳明之胃家实，不因误治而自实也。少阳阳明者，由少阳而入阳明也。止言发汗利小便，而不言吐下者，以吐下少阳或柴胡证未罢，但增悸而惊者，加龙牡主治。或柴胡证已罢，但心下痞者，三泻心主治，皆不入阳明。惟发汗则谵语烦悸，而属胃矣。论中无利小便之禁，岂误利小便？汗与误之，亡津液等，与烦是心烦，乃少阳本来面目，汗利后见此，知自少阳而来，一见不恶寒，即是调胃承气证。少阳亦是阳明来路，喻嘉言认作阳明去路，误矣。

脉阳微而汗出少者，为自和也；汗出多者，为太过。阳脉实，因发其汗，出多者，亦为太过。太过为阳绝于里，亡津液，大便因硬也。

关前为阳，阳脉微，法当自汗出，但微汗则邪从汗解而津液不伤，此为自和也。若汗多则津液耗矣。阳脉实，法当无汗，但邪在表，自应发汗，然发之太过，则津液亦耗。卫气为阳，人之所知也，津液为阳，人之所未知也。经云：上焦出气，宣五谷味，熏肤，充身，泽毛，若雾露之溉，是谓气。卫气，即津液也。故在外之津液少，则曰无阳，不能作汗。在内亡津液，则曰阳绝于里，要之言阳也，即言卫气也，即言津液也。谷食在胃，全赖津液充足，方能滑润下达，若津液一枯，谷食即燥结难下，故阳明非燥不病。然燥者，五气之一，而五气中，风与热亦能致燥。《易》曰：燥万物者，莫熯乎火。又曰：风自火出。此三气，皆因乎天者。若人之致燥有二，汗与小便是也。苟过多，则亦未有不燥者矣。

脉浮而芤，浮为阳，芤为阴，浮芤相抟，胃气生热，其阳则绝。

阳明病，发热汗多者，急下之，宜大承气汤。

言阳明证具，不发汗而汗自多者，此温热内入正阳阳明也。燥热炽盛，津液有立竭之虞，故下之宜急。言急者，以见缓，即无及也。因思下不嫌迟之说，贻误良多矣。

阳明病，脉迟，汗出多，微恶寒者，表未解也，可发汗，宜桂枝汤。

言阳明病汗出多者，非尽当急下也。如果急下之，证必不恶寒反恶热矣。今脉迟微恶寒者，此风伤卫之多汗，实由外邪未解，非燥热内炽之多汗也。阳明病，脉浮无汗而喘者，发汗则愈，宜麻黄汤。

言胃家虽实，偏脉浮无汗而喘，仍是风寒两伤营卫，假胃实证也。盖由上焦不通，故喘。不通则津液不下，胃因不和而似乎实矣。发汗则表寒一散，胃亦得和，故曰发汗则愈。

发汗不解，腹满痛者，急下之，宜大承气汤。

腹满不减，减不足言，当下之，宜大承气汤。

发汗顶上桂枝麻黄两证来，发汗不解腹满痛当作一句读。腹满痛，若因表邪未解得来，一经发散，则上焦得通，津液得降，腹满痛立解矣。倘汗后不能解，腹满痛，或虽减而不大减，是燥热内盛，不急下之，津液有立竭之虞，故宜大承气。未发汗时，先有腹满痛证，所以编入阳明论中，若是汗后增出，又属厚朴生姜半夏人参证，非阳明承气证矣。

阳明病，本自汗出，医更重发汗，病已差，尚微烦不了了者，此大便必硬故也。以亡津液，胃中干燥，故令大便硬。当问其小便日几行，若本小便日三四行，今日再行，故知大便不久出。今为小便数少，以津液当还入胃中，故知不久必大便也。

阳明病，自汗出，若发汗，小便自利者，此为津液内竭，虽硬不可攻之，当须自欲大便，宜蜜煎导而通之。若土瓜根及大猪胆汁皆可为导。

趺阳脉浮而涩，浮则胃气强，涩则小便数，浮涩相抟，大便则硬，其脾为约，麻仁丸主之。

趺阳脉在足面上诊。此以上三节论误汗亡津液后，不可轻下。

阳明病，下之，心中懊侬而烦，肠中有燥屎者，可攻。腹微满，初头硬，后必溏，不可攻之。若有燥屎者，宜大承气汤。

此总提下后懊侬，有可攻不可攻之别。

大下后，六七日不大便，烦不解，腹满痛者，此有燥屎也。所以然者，本有宿食故也，宜大承气汤。

病人不大便五六日，绕脐痛，烦燥，发作有时者，此有燥屎，故使不大便也。

病人小便不利，大便乍难乍易，时有微热，喘冒不能卧者，有燥屎也，宜大承气汤。

以上三节论有燥屎之据，应上可攻句。小便不利，大便乍难乍易而可攻者，此是变局，宜识之。

阳明病，下之，其外有热，手足温，不结胸，心中懊侬，饥不能食，但头汗出者，栀子豉汤主之。

此应上文下后懊侬之不可攻者。前太阳入阳明，因误汗、下、利小便三条，今汗下俱已详论，而独不及利小便者，岂以误利小便之亡津液与误汗同，与阳明病不吐不下心烦者，可与调胃承气汤。

此与下节论少阳阳明，不吐不下心烦者，言不因吐而内烦，不因下而虚烦也。此即误汗，少阳属胃证。

伤寒六七日，目中不了了，睛不和，无表里证，大便难，身微热者，此为实也，急下之，宜大承气汤。

此为二字，是遥应少阳阳明纲中语，前云烦实大便难是也。上节专应烦字，此应实与大便难字。称伤寒而不称阳明者，以按胃中不觉实也，故曰无表里证。少阳病，本目眩，误汗后，变为目中不了了，睛不和。少阳病本在半表半里，故误汗后亦无表里证。

病人无表里证，发热七八日，虽脉浮数者，可下之。假令已下，脉数不解，合热则消谷善饥，至六七日不大便者，有瘀血也，宜抵当汤。

若脉数不解，而下不止，必协热而便脓血也。

无表证，不恶寒也。无里证，以手按胃不实也。承上文言无表里证，更有不同。阳明病，其人喜忘者，必有蓄血，所以然者，本有久瘀血，故令喜忘。屎虽硬，大便反易，其色必黑，宜抵当汤下之。

此瘀血之证据。

伤寒，发热，无汗，呕不能食，而反汗出濈然者，是转属阳明也。

此以上三阳明之证治，业已论尽。此以下论不经误治，而转属阳明者，即名并病。此节是并病之提笔，其未并之前，本是风寒两伤营卫之麻黄证，而里有宿食者也。其后发热变为潮热，无汗变为自汗，呕变为不呕，不能食变为能食，是寒邪解散，风气独存，内合宿食，则转属阳明，是并病也。较之正阳阳明而转属差迟，较之太阳阳明又不经误治，然当其方转属之际，未必证证尽变，但认汗出濈濈，即转属之机也。

前三阳明证，或竟自入者，或因误治而入者，其来也速，故治宜急。而此之并病以渐，故病有一分未离太阳者，即不可攻下，故辨证宜细，攻下宜缓。本太阳初得病时，发其汗，汗先出不彻，因转属阳明也。

推原所以转属之故。

二阳并病，大阳初得病时，发其汗，汗先出不彻，因转属阳明。续自微汗出，不恶寒，若太阳病证不罢者，不可下，下之为逆，如此不可发汗。若面色缘缘正赤者，阳气怫郁在表，当解之、熏之。若发汗不彻，不足言，阳气怫郁不得越，当汗不汗，其人躁烦，不知痛处，乍在腹中，乍在四肢，按之不可得，其人短气，但坐，以汗出不彻故也。更发汗则愈，何以知汗出不彻？以脉涩故知也。

承上论发汗不彻与阳气怫郁似同实异，并提，太阳病证不罢者不可下，以起下文。

阳明病面合赤色，不可攻之，发热。色黄，小便不利也。

承上言面赤不可攻，并指出病证，令人知来路去路。此是寒邪外束之湿温证也。麻黄连翘赤小豆汤是其主方，除却恶寒，即是栀子柏皮证，再加腹微满，即是茵陈蒿证。

阳明病，脉迟，虽汗出不恶寒者，其身必重，短气，腹满而喘，有潮热者，此外欲解，可攻里也。手足濈然而汗出者，此大便已硬也，大承气汤主之。若汗多，微发热恶寒者，外未解也，其热不潮，未可与承气汤。若腹大满不通者，可与小承气汤，微和胃气，勿令大泄下。

此承上文太阳证不罢来言，汗出不恶寒，未必就是外解，必须兼有潮热，方是外解，以起下六节。

病人烦热，汗出则解，又如疟状，日晡所发热者，属阳明也。脉实者，宜下之。脉浮虚者，宜发汗。下之与大承气汤，发汗宜桂枝汤。

此言潮热之状，又言汗出潮热证具，犹未尽是可攻证，更当参之于脉。阳明病，潮热，大便微硬者，可与大承气汤。不硬者，不与之。若不大便，六七日，恐有燥屎。欲之法，少与小承气汤，汤入腹中，转矢气者，此有燥屎，乃可攻之。若不转矢气者，此但初头硬，后必溏，不可攻之。攻之必胀满，不能食也。欲饮水者，饮水则哕。其后发热者，必大便复硬而少也，以小承气汤和之。不转矢气者，慎不可攻也。

潮热亦有大便未硬者，当先与小承气汤试之。

伤寒哕而腹满，视其前后，知何部不利，利之则愈。

此补上治哕法。前部不利，误下湿温证也，宜栀豉汤。后部不利，早下转属证也，俟大便复硬，后用小承气汤。哕，冷呃也，属冷居多。此曰通利前后，乃变局也。全在腹满上看出。

伤寒，不大便六七日，头痛有热者，与承气汤。其小便清者，知不在里，乃在表也，当须发汗。若头痛者，必衄，宜桂枝汤。

上文言六七日不大便，与小承气汤，观矢气之有无，以验矢之硬否。此言与汤后，观小便之清浊，以验邪之在表在里。

阳明病，发潮热，大便溏，小便自可，胸胁满不去者，小柴胡汤主之。

此言阳明病潮热已见，而大便反不实而自溏，此不可攻明矣。然小便自可，又非小便不利，大便反快之湿温证，且其人胃中既实，而胸胁亦满，此由上焦不通，因致胃气不和，当用小柴胡汤，以通上焦。顾称阳明，而不称少阳者，以按胃甚实而无口苦咽干目眩证也。太阳病中之小柴胡证仿此。

二阳并病，太阳证罢，但发潮热，手足漐漐汗出，大便难而谵语者，下之则愈，宜大承气汤。

此以潮热汗出为太阳证罢，总结上文。提谵语二字，以起下文。

夫实则谵语，虚则郑声。郑声，重语也。

谵语、郑声，本自不同，而易于相混，然与其就一证上分辨难清，不若合他证辨之尤为易见，故论中诸条无郑声字。不论虚实皆称谵语，于亡阳谵语条可见。

汗出谵语者，以有燥屎在胃中，此为风也。须下之，过经乃可下之。下之若早，语言必乱，表虚里实故也。下之则愈，宜大承气汤。

专伤于风则有汗，若兼寒则无汗矣。胃有宿食，则阳明已有病根，外伤风寒，则太阳与阳明俱病矣。其后恶寒渐退，自汗渐出，则寒邪散去，风邪独并阳明，是谓并病。并者，必以渐而并也，故必待六七日方见此证。若胃有宿食，而外感之邪有风无寒，则病起即有汗出，汗出则胃中燥，即发谵语，不待六七日也。然谵语虽见而下之，仍当六日后过太阳之经乃可，否则表虚里实，语不但谵而且乱矣。

阳明病，谵语，发潮热，脉滑而疾者，小承气汤主之。因与承气汤一升，腹中转矢气者，更服一升。若不转矢气，勿更与之。明日不大便，脉反微涩者，里虚也，为难治，不可更与承气汤也。

谵语潮热并见，尚有不可攻之证，更当参之于脉。

脉浮而滑，浮为阳，滑为实，阳实相抟，其脉数疾，卫气失度。浮滑之脉数疾，发热汗出者，此为不治。

释上文脉滑而疾之义。

伤寒四五日，脉沉而喘满，沉为在里，而反发其汗，津液越出，大便为难，表虚里实，久则谵语。

伤寒四五日，尚在太阳经中，喘满而脉沉者，当用小承气，微和胃气。

阳明病，其人多汗，以津液外出，胃中燥，大便必硬，硬则谵语，小承气汤主之。若一服谵语止，更莫复服。

以上二节言多汗后谵语，属津液内竭，不可大攻。

前误汗，中有发汗多，若重发汗者，亡其阳，谵语脉短者，死。脉自和者，不死。其不死之法，当从少阴治，用四逆辈，又非承气辈治矣。二证相似，而实相反，故不可不辨，其辨证处全在按胃家实与不实耳。

伤寒若吐若下后不解，不大便五六日至十余日，日晡发潮热，不恶寒，独语如见鬼状。若剧者，发则不识人，循衣摸床，惕而不安。微喘直视，脉弦者生，涩者死。微者，但发热谵语者，大承气汤主之。若一服利，止后服。

微者较前证稍轻耳，故亦治以大承气汤。

直视谵语喘满者，死。下利者，亦死。

此言谵语之死证。上文直视谵语微喘者，尚生死参半，此则喘而且满，法在必死。

阳明病，下血谵语者，此为热入血室。但头汗出者，刺期门，随其实而泻之，溅然汗出则愈。

期门，足厥阴穴名，在乳下三肋，乳房三指。此承上言谵语下利者，死。下血者，可治。

妇人伤寒，发热，经水适来，昼日明了，暮则谵语如见鬼状者，此为热入血室。无犯胃气及上二焦，必自愈。

妇人中风，发热恶寒，经水适来，得之七八日，热除而脉迟身凉，胸胁下满，如结胸状，谵语者，此为热入血室也，当刺期门，随其实而泻之。

妇人中风七八日，续得寒热，发作有时，经水适断者，此为热入血室。其血必结，故使如疟状，发作有时，小柴胡汤主之。

以上四节言热入血室亦有谵语者。

阳明病，若能食，名中风；不能食，名中寒。

言阳明病中风可下，中寒不可下。何以别之？盖能食者风，不能食者寒。应并病提笔中不能食句。

阳明病，不能食，攻其热必哕。所以然者，胃中虚冷故也。以其人本虚，故攻其热必哕。

阳明病，谵语，有潮热，反不能食者，胃中必有燥屎五六枚也，若能者，但硬耳，宜大承气汤下之。

能食为中风，可下；不能食为中寒，不可下。此特论不谵语之胃实证耳。若谵语有潮热，明明是胃中燥热，非中寒也，故有燥屎者，反不能食，非大承气攻之不下。若能食者，但硬耳，无燥屎也。

得病二三日，脉弱，无太阳柴胡证，烦躁，心下硬。至四五日，虽能食，以小承气汤，少少与，微和之，令少安。至六日，与承气汤一升，若不大便六七日，小便少者，虽不能食，但初头硬，后必溏，未定成硬，攻之必溏，须小便利，屎定硬，乃可攻之，宜大承气汤。

前论过经乃可下，此特申明之。上截言四五日未过太阳经不可下，下截言即过太阳经而小便少者，湿气未除，亦不可攻。拖起下文论小便诸节，盖五气入阳明，惟风燥热三阳邪为可下，略杂寒湿阴邪，即不可下，故不恶寒反恶热，验其寒邪退也。自汗出，小便利，验其湿邪退也，然后可大承气下法，阳明病心下硬满者，不可攻之，攻之利遂不止者，死。利止者，愈。

心下尚在膈上，乃太阳地面，非阳明胃也，是水饮所聚，非停食之所。若误下，寒饮必至，利不止而死。

阳明病，若中寒，不能食，小便不利，手足濈然汗出，此欲作痼。必大便初硬后溏，所以然者，以胃中冷，水谷不别故也。

初硬后溏，以病之先后言，非于一便之中分先后也。此无方即下文四逆主治。称阳明，自然诸证悉具，惟汗止在手足而不遍出为异耳。且不能食，而又无谵语潮热，则中寒明矣。小便不利，则湿无出路明矣。所以大便虽硬，其后必溏，必曰痼痕，假阳明也。

脉浮而迟，表热里寒，下利清谷者，四逆汤主之。若胃中虚寒，不能食者，饮水则哕。

表热里寒者，言外虽发热，而里则有寒也。

阳明病，法多汗，反无汗，其身如虫行皮中状者，此以久虚故也。

阳明病，反无汗，而小便利，二三日呕而咳，手足厥者，必苦头痛。若不咳不呕，手足不厥者，头不痛。

论中咳证，除小青龙、真武、猪苓汤、四逆散、小柴胡汤之外绝少。今言呕而咳，手足厥，头痛诸证，并见似非小柴胡不能主治。以上二节，论阳明病之无汗者，即带出呕字。以下数节论呕，应并病提笔中呕字。

伤寒呕多，虽有阳明证，不可攻之。

此证非由胃中虚寒，即属少阳。

食谷欲呕者，属阳明也，吴茱萸汤主之。得汤反剧者，属上焦也。

吴茱萸汤治胃中虚寒方也。上文久虚条无方，疑即此方主治。得汤反剧，但云属上焦而亦无方治，即是下文小柴胡汤，盖小柴胡通上焦方也。

阳明病，胁下硬满，不大便而呕，舌上白胎者，可与小柴胡汤。上焦得通，津液得下，胃气因和，身濈然而汗出解也。

以上论呕亦是不能食之证。

阳明病，欲食，小便反不利，大便自调，其人骨节疼，翕翕如有热状，奄然发狂，濈然汗出而解者，此水不胜谷气，与汗共并，脉紧则愈。

翕翕如有热状，则身不大热也。濈然汗出而解，则前此之明无汗也。外证全不似阳明，而得称阳明病者，以胃家按之实也。然无汗小便不利，水无出路，胃中全是水湿，并非燥实，但胃中既有水湿，自应作利，而大便自调者，以无寒邪故耳。无寒故欲食，欲食则谷气胜，可濈然解矣。

阳明病，欲解时，从申至戌上。

阳明病，无汗，小便不利，心中懊侬者，身必发黄。

无汗，小便不利，湿郁也。心中懊侬，热瘀也。此以下论湿热二气，并入中州。阳明病，发热，汗出，此为热越，不能发黄也。但头汗出，身无汗，剂颈而还，小便不利，渴引水浆者，此为瘀热在里，身必发黄，茵陈蒿汤主之。

申明上文，出方主治。

阳明病，被火，额上微汗出，小便不利者，必发黄。

阳明病，脉迟，食难用饱，饱则微烦，头眩，必小便难，此欲作谷疸。虽下之，腹满如故，所以然者，脉迟故也。

伤寒脉浮而缓，手足自温者，是为系在太阴。太阴当发身黄，若小便自利者，不能发黄。至七八日大便硬者，为阳明病也。

伤寒转系阳明者，其人濈然微汗出也。

阳明太阴俱属土，同主中州，而阴阳不同。阳道实，阴道虚之各异耳。故阴阳五气之偏，犯著中州地面，阳邪病阳，阴邪病阴，各从其类。盖风燥热三气，天之阳也，入中州必犯阳明。寒湿二气，天之阴也，入中州必犯太阴。然人之专感一气者少，而数气并感者多。如湿热二气并感，热为阳邪，入中州则犯阳明，湿为阴邪，入中州则犯太阴，条内称阳明病系在太阴者，即湿热并感证也。其人但头汗出，身无汗，小便不利，湿热内郁，所以发黄，茵陈汤主治。若发热汗出，谓之热越，不能发黄。或汗虽不出，而小便自利者，亦不能发黄。总之，湿热有出路也。其小便自利证，至七八日，或暴烦下利，谓之脾家实，腐秽当去，必自愈。倘腐秽不去，小便日利，则大便渐硬，即为阳明病矣。但系在太阴者，转系阳明，非仅小便利，汗亦当濈然出也。

阳明病，脉浮而紧者，必潮热，发作有时；但浮者，盗汗出也。

此言阳明病，潮热汗出，虽似可下，而脉浮究非可下证也。盖脉浮紧者，必潮热；脉但浮者，必盗汗。此类颇多，不可执定一端，遽认作可下证，以起下文诸节。

伤寒，腹满，谵语，寸口脉浮而紧，此肝乘脾也，名曰纵，刺期门。

伤寒发热，啬啬恶寒，渴欲饮水，其腹必满，自汗出，小便利，其病欲解，此肝乘肺也，名曰横，刺期门。

阳明中风，口苦咽干，腹满微喘，发热恶寒，脉浮而紧，若下之，则腹满小便难也。

口苦咽干，少阳证也。发热恶寒脉浮而紧，太阳证也。虽称阳明，实未离乎太少，故列之合病之前。此阳邪内伏，风寒外袭，大青龙之类也。

阳明病，脉浮而紧，咽燥口苦，腹满而喘，发热汗出，不恶寒反恶热，身重。若发汗则燥，心愦愦反谵语。若加烧针，必怵惕烦躁不得眠。若下之，则胃中空虚，客气动膈，心中懊侬，舌上胎者，栀子豉汤主之。若渴欲饮水，口干舌燥者，白虎加人参汤主之。若脉浮发热，渴欲饮水，小便不利者，猪苓汤主之。

此条当与风温证及三阳合病参看。皆无形之燥热为病，而胃无宿食也，故未经误治之时本是白虎汤主治。不恶寒者，猪苓证；恶寒者，五苓散。

阳明病，汗出多而渴者，不可与猪苓汤，以汗多，胃中燥，猪苓汤复利其小便故也。

阳明病，但头眩，不恶寒，故能食而咳，其人必咽痛。若不咳者，咽不痛。

条内无方，须拟方治。论中咳病凡五，惟真武头眩，柴胡目眩，但云能食则所中阳邪也。真武阳药非宜，而柴胡证又不能食，因思头眩亦聚水之据，拟猪苓主治，爰次猪苓之后。

阳明病，口燥，但欲漱水不欲咽者，此必衄。

脉浮发热，口干鼻燥，能食者，衄。

阳明中风，脉弦浮大而短气，腹都满，胁下及心痛，久按之气不通，鼻干，不得汗，嗜卧，一身及面目悉黄，小便难，有潮热，时时哕，耳前后肿，刺之小差，外不解，病过十余日，脉续（宜作弦）浮者，与小柴胡汤。脉但浮，无余证者，与麻黄汤。若不尿，腹满加哕者，不治。

太阳"脉浮头项强痛恶寒"与阳明"胃家实"合病者，必自下利，葛根汤主之。太阳与阳明合病，不下利但呕者，葛根加半夏汤主之。太阳与阳明合病，喘而胸满者，不可下，宜麻黄主之。阳明"胃实"、少阳"口苦咽干目眩"合病，必下利，其脉不负者，顺也；负者，失也。互相克贼，名为负也。脉滑而数者，有宿食也，当下之，宜大承气汤。

论中论脉止以关前后分阴阳，从不以左右分藏府。今云互相克贼名曰负，则不得不以左右分配也。盖少阳脉本强细而反见于右关阳明部位，阳明脉本缓大而反见于左关少阳部位，所谓互相克贼也。部位本出《素》《难》，仲景自叙云：撰论用《素》《难》，自揣此说，不大背谬也。

三阳合病，脉浮大，上关上，但欲眠睡，目合则汗。上关上，寸脉也。

三阳合病，腹满身重，难以转侧，口不仁而面垢，谵语，遗尿，发汗则谵语，下之则额上汗出，手足厥冷。若自汗出者，白虎汤主之。

《伤寒论读》辨阳明终

伤寒论读

嘉善沈尧封读

绍兴裘庆元校刊

辨少阳病脉证

少阳之为病，口苦，咽干，目眩也。

此是少阳提纲。

伤寒五六日，中风，往来寒热，胸胁苦满，默默不欲饮食，心烦喜呕，或胸中烦而不呕，或渴，或腹中痛，或胁下痞硬，或心下悸，小便不利，或不渴，身有微热，或咳者，小柴胡汤主之。

少阳属火，纯寒纯湿阴邪不能侵犯，惟兼阳邪，乃能犯之，故伤寒必待五六日后，寒邪微解，方见此证。若中风，则不杂阴邪，故可直中，不待五六日也。是证内挟水气与小青龙同，惟邪在太少之各异耳。伤寒中风，有柴胡证，但见一证便是，不必悉具。但见一证便是，指或字以上诸证言。

血弱气尽，腠理开，邪气因入，与正气相抟，结于胁下，正邪分争，往来寒热，休作有时，默默不欲饮食，藏府相连，其痛必下，邪高痛下，故使呕也，小柴胡汤主之。此言病因藏府相连，其痛必下，明指肝胆言。

伤寒阳脉涩，阴脉弦，法当腹中急痛，先与小建中汤。不差，与小柴胡汤主之。提纲中不言脉，此曰阳脉涩，阴脉弦，后曰脉弦细，又曰脉沉细，脉沉紧。合数条体认，少阳之脉自得，先与小建中汤者，恐邪未尽传少阳也。

本太阳病不解，传入少阳者，胁下硬满，干呕不能食，往来寒热，尚未吐下，脉沉紧者，与小柴胡汤。服柴胡汤已，渴者属阳明也，依法治之。

脉沉紧不细，从太阳转入少阳，未经吐下，故得此脉。既见柴胡证，自然用柴胡汤和解。然脉沉紧不细，非少阳本脉，既可转入少阳，既可转入阳明。若服柴胡汤已渴者，又属阳明，不可泥于柴胡之治。二节本是一条，不可拆开。若止云服柴胡汤而渴者，未必即是阳明，不见柴胡汤，去半夏加栝蒌根倍人参一方亦治渴也。

伤寒，脉弦细，头痛有热者，属少阳。少阳不可发汗，发汗则谵语，此属胃，胃和则愈，胃不和则烦而悸。

脉弦细极似少阴然，考《内经》少阴之脉，不上头，故以头痛认少阳也。

少阳中风，两耳无所闻，目赤，胸中满而烦者，不可吐下，吐下则悸而惊。

此二节论少阳之禁。

若已吐下，发汗，温针，谵语者，柴胡证罢，此为坏病，知犯何逆，依法治之。

此为坏病句，已递入治误条。

凡柴胡汤病证而下之，若柴胡证未罢者，复与柴胡汤，必蒸蒸而振，却发热汗出而解。

复与柴胡汤，下文柴胡桂姜汤、柴胡龙牡汤皆是，不必小柴胡也。

少阳病，欲解时，从寅至辰上。

伤寒五六日，已发汗而复下之，胸胁满微结，小便不利，渴而不呕，但头汗出，往来寒热，心烦者，此为未解也，柴胡桂枝干姜汤主之。

胸满微结，大似结胸。小便不利，渴而不呕，大似五苓。全不见柴胡证，惟头汗，心烦，往来寒热，为柴胡证之未罢者也。

伤寒八九日，下之胸满烦惊，小便不利，谵语，一身尽重，不可转侧者，柴胡加龙骨牡蛎汤主之。

此误下少阳，伤其枢机者。惟胸满烦三字见，少阳证未罢。

得病六七日，脉迟浮弱，恶风寒，手足温，医二三下之，不能食而胁下满痛，面目及身黄，颈项强，小便难者，与柴胡汤，后必下重。本渴而饮水呕者，柴胡汤不中与也，食谷者哕。

此湿热证系在太阴，而貌似少阳者。其系在太阴证据，未下时于脉迟上见，既下后于身黄上见，其貌似少阳，处在胁下满痛一证，恐人误认少阳，故辨之。

太阳少阳并病，心下硬，颈项强而眩者，当刺大椎、肺俞、肝俞，慎勿下之。

肺俞在大椎下第三节，肝俞第五节去中行一寸半，足太阳经穴。

太阳少阳并病，而反下之成结胸，心下硬，下利不止，水浆不入，其人烦心，结胸者，项亦强，如柔痉状，下之则和，宜大陷胸丸。

太阳与少阳并病，头项强痛，或眩冒，时如结胸，心下痞硬者，当刺大椎第一间肺俞、肝俞，慎不可发汗。发汗则谵语，脉弦五六日，谵语不止，刺期门。

太阳与少阳合病，自下利者，与黄芩汤。若呕者，黄芩加半夏汤主之。

《伤寒论读》少阳终

伤寒论读

嘉善沈尧封读

绍兴裘庆元校刊

辨太阴病脉证

太阴之为病，腹满而吐，食不下，自利益甚，时腹自痛。若下之，必胸下结硬。

太阴阳明，俱属土，同主中州，病则先形诸腹。阳明为阳土，阳道实，故病则胃家实而非满也。太阴为阴土，阴道虚，故病则腹满而不能实也。凡风燥热三阳邪犯阳明，寒与湿二阴邪犯太阴。阳邪犯阳，则能食而不呕；阴邪犯阴，则不能食而吐。阳邪犯阳，则不大便；阴邪犯阴，则自利证俱。相反可认。若误下则胃中空虚，客气动膈，在阳邪则懊憹而烦，在阴邪则胸下结硬，倘再误攻，必至利不止而死。此太阴病之提纲也。后称太阴病，俱指腹满言。

自利不渴者，属太阴，以其藏有寒故也，当温之，宜服四逆辈。

自利者，不因下而利也。凡利，津液下注，外证多渴，其不渴者，属太阴之寒病也。上节无方，此出方治，以不渴两字认太阴。此是辨寒热利之金针，常须识此，勿令误也。

太阴中风，四肢烦疼，脉阳微阴涩而长者，为欲愈。

凡阴邪病阴，或四肢烦疼，或身体疼痛，俱为有表证，即风邪也。既称太阴病，无有不伤寒湿者，略兼风邪，即名太阴中风。若止感风而无寒湿，未有不发热者，并不入太阴也。其欲愈之征，全在脉长上见，以长则气治也。至若阳微阴涩，仍是太阴病脉耳。

太阴病欲解时，从亥至丑上。

太阴病，脉浮者，可发汗，宜桂枝汤。

脉浮表邪不少也，虽见腹满，仍宜汗解。

下利腹胀满身体疼痛者，先温其里，乃攻其表。温里，宜四逆汤；攻表，宜桂枝汤。表里不解，有先里后表法。

本太阳病，医反下之，因而腹满时痛者，属太阴也，桂枝加芍药汤主之。大实痛者，桂枝加大黄汤主之。

此但腹满时痛，而无吐利证，且本非太阴病，从误下太阳得来，故可加芍药加大黄，否则温之犹恐未效，而可寒之乎？

太阴为病，脉弱，其人续自便利，设当行大黄芍药者，宜减之，以其人胃气弱，易动故也。

　　此言人平素本有太阴病，虽感热邪，当行大黄芍药者，宜减，用恐动脾气也。太阴为病若何？其脉则弱，其病则续自便利也。即此可以见太阴病之本脉。

《伤寒论读》太阴终

伤寒论读

嘉善沈尧封读
绍兴裘庆元校刊

辨少阴病脉证

少阴之为病，脉微细，但欲寐也。

微，薄也，属阳。虚，细小也，属阴。虚但欲寐者，卫气行于阴而不能行于阳也。此是少阴病之提纲。凡称少阴病，必见但欲寐之证。据而其脉或微或细，见一即是，不必并见。少阴肾脉也，真阴真阳寓焉。阳虚则易受寒，阴虚则易中热。第阳即虚矣，而复受寒则微阳有立亡之势；阴既虚矣，而复伤热则微阴有立竭之虞，故辨证即明治不宜缓。微字作薄字解。熟读全论自明，不必泥于儒家训诂。

少阴病，始得之，反发热，脉沉者，麻黄附子细辛汤主之。

少阴病者，但欲寐也。此条虽属阳虚受寒而始得之，时脉尚沉，而未微也，故可发汗。若脉即微，则不可发汗矣。少阴病，不发热者居多，故曰反发热，肾中真阳先亏，失于捍御，故邪得以犯之。然寒邪虽能犯少阴，终属天气，必由外而入，故少阴病始得之，未入于里者，尚可护其阳而散之。

少阴病，得之二三日，麻黄附子甘草汤微发汗。以二三日无里证，故微发汗也。

里证见于病者，吐利烦躁是也。见于脉者，沉细数是也。二三日较始得之时日期已深，故虽发热无里证者，亦当去细辛之辛烈，加甘草以保中。

少阴病，脉细沉数，病为在里，不可发汗。

脉细属阴虚，沉为在里，数则为热，此阴虚而热邪入里也。

少阴病，得之二三日以上，心中烦，不得卧，黄连阿胶汤主之。

上节有脉而无证治，此详言证治。

少阴病，但厥无汗，而强发之，必动其血。未知从何道出，或从口鼻，或从目出，是名下厥上竭，为难治。

此言误汗而成难治之证。

少阴病，脉微，不可发汗，亡阳故也。阳已虚，尺脉弱涩者，复不可下之。

读此见前条之可发汗者，脉但沉而不微也。

少阴中风，脉阳微阴浮，为欲愈。

凡阳邪所病，俱称中风，三阴经病，惟感阳邪者，可自愈。

少阴负趺阳者，为顺也。

少阴，太溪脉也，在足内踝之下。趺阳，阳明脉也，在足面上。少阴病，则太溪脉自当小于趺阳，为顺也。

少阴病欲解时，从子至寅上。

少阴病，身体痛，手足寒，骨节疼，脉沉者，附子汤主之。

手足寒者，手指寒至腕，足指寒至踝，不遍四体也，阴阳之气不相顺接使然。盖手三阴脉终于手指，手三阳脉起于手指，足三阳脉终于足指，足三阴脉起于足指。可见，手足乃阴阳交接之所，苟阴阳之气不相顺接，则手足便为寒冷，然有阳结阴结之异。少阳论云：伤寒五六日，头汗出，微恶寒，手足冷，脉细者，此为阳微结，是阳不与阴顺接也。病在阳，头有汗出，可据本条。阴不与阳顺接，病在阴，头无汗出可据。其病由阳气虚而微感寒湿，其感寒之证据在身体痛，感湿之证据在骨节疼，所以主治方中用参附芍，以补阳退寒，用苓术以除湿。

少阴病，得之一二日，口中和，其背恶寒者，当灸之，附子汤主之。

承上文言附子汤不可妄用。如背为阳，阳部恶寒，阳虚明矣。然人参白虎亦有背恶寒证，惟口中燥渴为异耳。故必口中和者，乃可用附子汤。

少阴病，得之二三日，口燥咽干者，急下之，宜大承气汤。

此非真少阴也，以其证见但欲寐，故不得不称少阴，亦不得不合辨。言但欲寐证有极寒极热之邪在里为患，倘未形诸外者，当于口中和与燥辨之，尤为易见。此条热邪内炽，津液有立竭之势，下之宜急，与上节针锋相对。

少阴病，二三日，咽痛者，可与甘草汤；不差者，与桔梗汤。

少阴病，咽痛，半夏散及汤主之。

少阴病，咽中伤，生疮，不能语言，声不出者，苦酒汤主之。

误汗条云：亡阳属少阴，法当咽痛而复吐利，可知咽痛不独阴虚证方有，而阳虚证更多。盖阳气既虚，则津液凝聚不化，随经壅塞于上，故咽为之痛也。

少阴病，下利，咽痛，胸满，心烦者，猪肤汤主之。

胸在膈上，乃清阳地面，此处满闷皆属痰饮闭塞清道，亦瓜蒂证之类。清道一闭，必有咽痛、心烦等病，其不用瓜蒂吐法，而用猪肤滑润法者，以下焦更有病故耳。肤，注疏作革外，薄皮。但此非滑润之物，细察肤字形，象在皮里肉外，用者审之。

少阴病，饮食入口则吐，心中温温欲吐，复不能吐。始得之，手足寒，脉弦迟者，此胸中实，不可下也，当吐之。若膈上有寒饮，干呕者，不可吐也，急温之，宜四逆汤。

论干呕所因不同，有津液凝聚而成痰者，所谓胸中实，此可吐不可下也。有阳虚不能蒸化水饮，聚于膈上，所谓膈上寒饮者，此可温不可吐也。然胸实之脉弦迟，而寒饮之脉非弦迟也。然则脉象何如，可用急温耶？

少阴病，脉沉者，急温之，宜四逆汤。

此补上寒饮之脉也。两节若分置两处，则上节有缺文，而本条不承干呕来，则脉沉亦未必即是急温证。

病人手足厥冷，脉乍紧者，邪结在胸中，心中满而烦，饥不能食者，病在胸中，当须吐之，宜瓜蒂散。

详言胸实脉证，出方主治。

少阴病，二三日至四五日，腹满，小便不利，下利不止，便脓血者，桃花汤主之。数条相似，认证处在便脓血。

少阴病，二三日不已，至四五日，腹痛，小便不利，四肢沉重疼痛，自下利者，此为有水气。其人或咳，或小便利，或下利，或呕者，真武汤主之。数条相似，异处在四肢沉重疼痛。

少阴病，四逆，其人或咳，或悸，或小便不利，或腹中痛，或泄利下重者，四逆散主之。数条相似，异处在四逆，泄利下重。

少阴病，咳而下利，谵语者，被火气劫故也，小便必难，以强责少阴汗也。数条相似，此惟谵语为异。然厥阴中亦有下利谵语，须认定但欲寐三字，方是此证。

少阴病，下利六七日，咳而呕渴，心烦不得眠者，猪苓汤主之。数条相似，此惟口渴为异。是先伤水，暑热后伤饮，故较黄连阿胶汤证多一下利。

少阴病，欲吐，不吐心烦，但欲寐，五六日自利而渴者，属少阴也。虚故引水自救。若小便色白者，少阴病形悉具。小便白者，以下焦虚有寒，不能制水，故令色白也。此与上猪苓证极相似，一热一寒，反掌生杀，当于小便之白不白上辨。

少阴病，下利，白通汤主之。此即上条之方也。

少阴病，下利脉微者，与白通汤。利不止，厥逆无脉，干呕烦者，白通加猪胆汁汤主之。服汤脉暴出者，死；微续者，生。读此方知饮水自救，是死生参半之证。

少阴病，六七日，息高者，死。

少阴病，下利止而头眩，时时自冒者，死。

藏府不运，故利止。微阳上脱，故头眩。

少阴病，下利，若利自止，恶寒而踡卧，手足温者，可治。

脾主四肢，手足温者，中州之阳有来复之机，所以利自止。然真阳未能遽复，必藉温药以复之，故曰可治。治之之法，不外四逆辈。

少阴病，恶寒，身踡而利，手足逆冷者，不治。

少阴病，四逆，恶寒而身踡，脉不至，不烦而燥者，死。

烦，乃心烦。躁，是身躁。烦者阴邪内盛，孤阳有不得自安之意。不烦而躁者，孤阳已拒于外，在内绝无阳气也，即不下利亦死。

少阴病，恶寒而踡，时自烦，欲去衣被者，可治。

微阳尚存，故可治。

少阴病，下利清谷，里寒外热，手足厥逆，脉微欲绝，身反不恶寒，其人面赤色，或腹痛，或干呕，或咽痛，或利止脉不出者，通脉四逆汤主之。其脉即出者愈。

下利完谷不化，则里寒明矣，而外反发热，谓之里寒外热。手足虽冷，身反不恶寒，是阴盛格阳于外也。然阳气虽格于外，尚在躯壳之间，未曾散失，逐退阴邪，阳气立返，脉亦当即出，故曰其脉即出者，愈。至若白通证，身不发热，则阳气内外俱微，服药后，令阴渐退，阳渐复，则脉亦当渐出。若暴出则微阳外散矣。故曰暴出者死，微续者生。两论不同，各有意义。

下利清谷，里寒外热，汗出而厥者，通脉四逆汤主之。

上条不言汗出，此多一汗出证，大抵见少阴病下利清谷，里寒外热，手足厥逆者，无论有汗无汗，均宜通脉四逆主治。外有甘草泻心一证，亦完谷不化，与此相似，然有心下痞硬，干呕心烦可据。

少阴病，自利清水，色纯青，心下必痛，口干燥，急下之，宜大承气汤。

火性急速，迫水下行，利中之独异者。

少阴病，六七日，腹胀不大便者，急下之，宜大承气汤。

论急下证类叙及之。

少阴病，下利脉微涩，呕而汗出，必数更衣，反少者，当温其上，灸之。

此阳气下陷证也。温上，灸百会也。扁鹊灸虢太子之五会穴，即此在头顶陷中，取《内经》下者兴之之义。

少阴病，脉微细沉，但欲卧，汗出不烦，自欲吐，至五六日自利，复烦燥，不得卧寐者，死。

少阴病，脉紧，至七八日，自下利，脉暴微，手足反温，脉紧反去者，为欲解也。虽烦下利，必自愈。

其自愈处未下利时，全在脉紧上看出，既下利后，全在手足反温上看出。其下利之故，与脾家实腐秽当去条同。

少阴病，吐利，躁烦，四逆者，死。

少阴病，吐利，手足厥冷，烦躁欲死者，吴茱萸汤主之。

两条证同而一死一可治者，全在四逆与手足冷上分出。盖手指至肩，足指至髀枢名四肢。四逆者，四肢尽冷也。手指至腕，足至踝，名手足。手足冷者，冷止在手足也。轻重固自有分，然何至死生各异？不敢强解。

少阴病，吐利，手足不逆冷，反发热者，不死。脉不至者，灸少阴七壮。

手足不逆冷，较手足逆冷尤轻。即吐利，脉不至者，亦不须通脉汤，但灸少阴可愈。

少阴病，八九日，一身手足尽热者，以热在膀胱，必便血也。

上言手足不逆冷者可治，因论及一身手足尽热者。少阴论中无便血方，非缺文也，其曰热在膀胱，已指出病根，不必另议，方治不见。太阳论中云：热结膀胱，血自下，下者愈，早有桃核承气汤主治，不必再说，论中尽有此遥递法。

少阴病下利，便脓血者，桃花汤主之。

桃花汤凡两见，前条有腹满小便不利证，故与腹痛小便不利并录此，不言腹满，止言下利，便脓血，故次于便血后。

少阴病下利便脓血者，可刺。

《伤寒论读》少阴卷终

伤寒论读

嘉善沈尧封读

绍兴裘庆元校刊

辨厥阴病脉症

厥阴之为病，消渴，气上撞心，心中疼热，饥而不欲食，食则吐蛔。下之，利不止。

此厥阴病之提纲也。然消渴，气上撞心，心中疼热，饥不欲食，食则吐蛔之外，更有厥热往来，或呕，或利等证，犹之阳明病胃家实之外，更有身热汗出，不恶寒反恶热等证。故阳明病必须内外证合见，乃是真阳明；厥阴病亦必内外证合见，乃是真厥阴。其余或厥或利或呕，而内无气上撞心、心中疼热等证，皆似厥阴而实非厥阴也。

伤寒一二日至四五日而厥者，必发热。前热者后必厥，厥深者热亦深，厥微者热亦微。厥应下之，而发汗者，必口伤烂赤。

此正邪分争，一大往来寒热病也。厥深热亦深，厥微热亦微，犹言寒重则发热亦重，寒轻则发热亦轻论，其常理也。其有不然者，可以决病之进退矣。故下文即论厥少热多，厥多热少，不知注伤寒者，皆以热字作伏热解，遂令厥阴病有热无寒矣。不思乌梅丸是厥阴主方，如果有热无寒，何以方中任用姜附桂辛椒大辛热耶？盖厥阴为三阴之尽病及此者，必阴阳错杂，况厥阴肝木于卦为震，一阳居二阴之下，是其本象，病则阳泛于上，阴伏于下，而下寒上热之证作矣。其病藏寒，蛔上入膈，是下寒之证据也。消渴，心中疼热，是上热之证据也。况厥者，逆也，下气逆上，即是孤阳上泛，其病多升少降。凡吐蛔，气上撞心，皆是过升之病，治宜下降，其逆上之阳，取《内经》高者抑之之义，其下之之法，非必硝黄攻克实热，方为下剂，即乌梅丸一方，下法已具，方中毋黄连乌梅黄柏苦酸咸，纯阴为下降，即附子直达命门，亦莫非下降药也，下之而阳伏于下，则阴阳之气顺而厥可愈矣。倘误认厥为外寒所束，而反发其汗，则心中疼热之阳尽升于上而口伤烂赤矣。以表药多升，而厥阴之脉环唇内也。

伤寒病，厥五日，热亦五日，设六日当复厥，不厥者，自愈。厥终不过五日，以热五日，故知自愈。

伤寒发热四日，厥反三日，复热四日，厥少热多，其病当愈。四日至七日，热不除者，其后必便脓血。

伤寒厥四日，热反三日，复厥五日，其病为进。寒多热少，阳气退，故为进也。

伤寒始发热六日，厥反九日而利。凡厥利者，当不能食，今反能食者，恐为除中。食已索饼，不发热者，知胃气尚在，必愈，恐暴热来出而复去也。后三日，脉之，其热续在者，期之旦日，夜半愈。所以然者，本发热六日，厥反九日，复发热三日，并前六日，亦为九日，与厥相应，故期之旦日夜半愈。后三日脉之，而脉数，其热不罢者，此为热气有余，必发痈脓也。

除中者，中气除也。喻嘉言谓之胃阳发露。凡厥利当不能食，忽然能食，暴热一来，其阳即散，立毙之候也。

伤寒脉迟，至六七日，而反与黄芩汤彻其热。脉迟为寒，今与黄芩汤复除其热，腹中应冷，当不能食，今反能食，此名除中，必死。

此原除中病因。

伤寒先厥，后发热而利者，必自止，见厥复利。

此论其常理。

伤寒，先厥后发热，下利必自止，而反汗出，咽中痛者，其喉为痹。发热无汗，而利必自止，若不止，必便脓血。便脓血者，其喉不痹。

此论其变态阳气过亢上升下降之证。

伤寒脉微而厥，至七八日肤冷，其人躁，无暂安时者，此为藏厥，非蛔厥也。蛔厥者，其人当吐蛔。令病者静，而复时烦，此为藏寒。蛔上入膈，故烦，须臾复止。得食而呕，又烦者，蛔闻食臭出，其人当自吐蛔。蛔厥者，乌梅丸主之。又主久利。

蛔厥证中下二焦俱寒，膈上独热，治当下其逆上之阳，此厥阴之正病也。节首脉微藏厥，与少阴有阴无阳之死证同。

厥阴中风，脉微浮为欲愈，不浮为未愈。

提纲中不言脉，读此可知厥阴脉本沉也。又读上条脉微为藏厥，可知厥阴不甚微也。

厥阴病，欲解时，从丑至卯上。

厥有病，渴欲饮水者，少少与之愈。

凡厥者，阴阳气不相顺接，便为厥。厥者，手足逆冷是也。

此推开说凡阴阳气不相顺接便为手足逆冷，故手足冷他证尚未必即是厥阴病，以起下诸条。

伤寒脉促，手足厥逆者，可灸之。

伤寒六七日，脉微，手足厥冷，烦躁，灸厥阴。不还者，死。

灸厥阴脉起处，足大指丛毛之际。

伤寒脉滑而厥者，里有热也，白虎汤主之。

白虎证兼有消渴却与厥阴病相似，惟脉滑并无气上撞心、心中疼为异耳。此已下数，俱非厥阴正病，因论手足厥冷，故类叙及之，以便同中审异耳。后呕论与下利仿此。阳明论中非阳明而仍称阳明者，以皆有胃实证也，使人就胃实中分别。厥阴论中非厥阴，即不称厥阴而止称伤寒者，以无气上撞心、心中疼热等证故也。

伤寒厥而心下悸者，宜先治水，当服茯苓甘草汤，却治其厥。不尔，水渍入胃，必作利也。

诸四逆厥者，不可下之，虚家亦然。

下，攻下也。虚家亦然者，言虚家亦令四逆厥也。起下三节。

伤寒五六日，不结胸，腹濡，脉虚，复厥者，不可下。此为亡血，下之死。

病者手足厥冷，言我不结胸，小腹满，按之痛者，此冷结在膀胱关元也。

论厥而两言不结胸者，以少阴论中有。病人手足厥冷，脉乍紧者，邪结在胸中一条，少阴论中手足冷者颇多，皆不论独取。未经论者论之，其白虎证虽经论过，但前止云背恶寒而未及手足冷，故复论之。

手足厥寒，脉细欲绝者，当归四逆汤主之。若其人内有久寒者，当归四逆加吴茱萸生姜汤主之。

上方治腹濡脉虚证，下方治冷结在膀胱关元证。叔和释脉云：细极谓之微，则此之脉细欲绝，即与微脉混矣。不知微者，薄也，属阳气虚。细者，小也，属阴血虚。薄者，未必小；小者，未必薄也。盖营行脉中，阴血虚则实，其中者少，脉故小。卫行脉外，阳气虚则约乎外者怯，脉故薄。况前人用微字多取薄字意，试问微云淡河汉，薄乎？细乎？故少阴论中脉微欲绝，用通脉四逆主治，回阳之剂也。两脉阴阳各异，岂堪混释！

伤寒热少厥微，指头寒，默默不欲食，烦躁，数日小便利，色白者，此热除也，欲得食，其病为愈。若厥而便呕，胸胁烦满者，其后必便血。

呕而发热者，小柴胡汤主之。

此即治上热未除之证。

呕而脉弱，小便复利，身有微热，见厥者，难治，四逆汤主之。

缓弱之脉，多属太阴，非湿即寒。今小便利，非湿也，呕而厥寒也，故用四逆。干呕，吐涎沫，头痛者，吴茱萸汤主之。

阳明论二三日呕而咳，手足厥者，必苦头痛。若不咳不呕，手足不厥者，头不痛，亦用吴茱萸汤。今云头痛则呕，与咳在所必有。

呕家有痈脓者，不可治呕，脓尽自愈。

伤寒发热，下利厥逆，躁不得卧者，死。

伤寒发热，下利至甚，厥不止者，死。

二节论下利发热之死证。

下利脉沉弦者，下重也。脉大者，为未止。脉微弱数者，为欲自止，虽发热，不死。

此总论下利之脉。喻嘉言执此发热不死句，以为与《内经》下利身热则死相反，因谓此之下利，非《内经》之下利，创制逆流挽舟伪法，夭枉后人。不思仲景何尝不言下利发热者死？上文已两言之矣。独是见此微弱数之脉，虽发热不死耳。跟定上文，发热者死来，虽字故有著落。若照喻嘉言讲，虽字全无着落。

下利有微热而渴，脉弱者，令自愈。

下利脉数，有微热汗出，令自愈。设复紧，为未解。

下利脉数而渴者，令自愈。设不差，必清脓血，以有热故也。

指出便脓血之病根，以便施治。其治热利之方，即白头翁汤也。便脓血不同少阴病，便脓血桃花汤主治。此之便脓血，白头翁汤主治。认证处全在欲寐不欲寐上辨。

下利，寸脉反浮数，尺中自涩者，必清脓血。

下利欲饮水者，以有热故也，白头翁汤主之。

水，冷水也；欲饮水，较渴更甚。

热利下重者，白头翁汤主之。

热利者，或便脓血，或未便脓血而已，见脉数、渴欲饮水等证也。下重，少阴四逆散证，亦泄利下重。然既称阴，必有但欲寐可认。

下利谵语者，有燥屎也，宜小承气汤。

下利脉沉而迟，其人面少赤，身有微热，下利清谷者，必郁冒汗出而解，病人必微厥。所以然者，其面戴阳，下虚故也。

下利后脉绝，手足厥冷，晬时脉还，手足温者，生；脉不还者，死。

下利，手足厥冷，无脉者，灸之不温，若脉不还，反微喘者，死。

伤寒下利，日十余行，脉反实者，死。

《伤寒论读》厥阴卷终

伤寒论读

嘉善沈尧封读
绍兴裘庆元校刊

平脉法

脉法一篇，方喻二家以为非仲景旧制，而程郊倩独尊信不疑，抑何识见之迥异耶？良以是篇原非出自一手故也。尝读仲景原叙，知是论引用有平脉辨证一书，想撰论时所引用者，采布六经，其所不引用者，不忍弃置，附于论末，仍名平脉法。后被俗医附会，所以间杂鄙俚，而叔和较订时，又将太阳中无六经字面及无方治数条并入，所以愈增错乱。今将太阳中所不可缺者补入太阳，其二脉法仍全录不遣，以备查考。至若并入处、附会处，非敢臆断，谨于各条下注明证据，与同志商之。

问曰：脉有三部，阴阳相乘，营卫血气，在人体躯。呼吸出入，上下于中，因息游布，津液流通。随时动作，效象形容：春弦秋浮，冬沉夏洪。察色观脉，大小不同，一时之间，变无经常。尺寸参差，或短或长，上下乖错，或存或亡。病辄改易，进退低昂，心迷意惑，动失纪纲。愿为具陈，令得分明。师曰：子之所问，道之根源。脉有三部，尺寸及关。营卫流行，不失衡铨。肾沉心洪，肺浮肝弦，此是经常，不失铢分。出入升降，漏刻周旋，水下百刻，一周循环。当复寸口，虚实见焉，变化相乘，阴阳相干。风则浮虚，寒则牢坚，沉潜水蓄，支饮急弦，动则为痛，数则热烦。设有不应，知变所缘。三部不同，病各异端。太过可怪，不及亦然。邪不空见，中必有奸，审察表里，三焦别焉。知其所舍，消息诊看，料度府藏，独见若神。为子条记，传与后人。

师曰：呼吸者，脉之头也。初持脉，来疾去迟，此出疾入迟，名曰内虚外实也。初持脉，来迟去疾，此出迟入疾，名曰内实外虚也。

问曰：上工望而知之，中工问而知之，下工脉而知之，愿闻其说。师曰：病家人请云，病人苦发热，身体疼。病人自卧，师到诊其脉，沉而迟者，知其差也。何以知之？表有病者，脉当浮大，今脉反沉迟，故知其愈也。假令病人云腹内卒痛，病人自坐，师到脉之，浮而大者，知其差也。何以知之？里有病者，脉当沉而细，今脉浮大，故知愈也。

按太阳病，发热头痛，脉反沉，此用四逆汤之重证，岂可妄言愈乎？此以下阳节定属粗工附会。

师曰：病家人来请云，病人发热烦极。明日师到，病人向壁卧，此热已去也。设令脉不和，处言已愈。设令向壁卧，闻师到，不惊起而盼视，若三言三止，脉之咽唾者，此诈病也。设令脉自和，处言汝病太重，当须服吐下药，针灸数百处。

师持脉，病人欠者，无病也。脉之呻者，病也。言迟者，风也。摇头言者，里痛也。行迟者，表强也。坐而伏者，短气也。坐而下一脚者，腰痛也。里实护腹，如怀卵物者，心痛也。

上工望而知之者，望其明堂、关庭、蕃蔽等部位，现何色则知何邪、何脏之病，以便施治。如本论之脸内际黄者，知为欲解是也。若第云知病而究不知所以病，将何以施治，岂得谓之上工也哉？

师曰：伏气之病，以意候之，今月之内，欲有伏气。假令旧有伏气，当须脉之。若脉微弱者，当喉中痛似伤，非喉痹也。病人云：实喉中痛。虽尔，今复欲下利。

问曰：人病恐怖者，其脉何状？师曰：脉行如循丝累累然，其面白脱色也。

人不饮，其脉何状？师曰：脉自涩，唇干燥也。

人愧者，其脉何类？脉浮而面色乍白乍赤。

问曰：病有灾怪，何谓也？师曰：假令人病，脉得太阳，与形证相应，因为作汤，比还送汤，如食顷，病人乃大吐，下利腹中痛。师曰：我前来不见此证，今乃变异，是名灾怪。问曰：何缘作此吐利？答曰：或有旧时服药，今乃发作，故为灾怪耳。

已上九节俱是江河决断，非仲景语。

问曰：经说脉有三菽、六菽重者，何谓也？师曰：脉人以指按之，如以三菽之重者，肺气也；如六菽之重者，心气也；如九菽之重者，脾气也；如十二菽之重者，肝气也；按之至骨者，肾气也。假令下利，寸口、关上、尺中悉不见脉，然尺中时一小见，脉再举头者，肾气也。若见损脉来至，为难治。

问曰：东方肝脉，其形何似？师曰：肝者，木也，名厥阴，其脉微弦濡弱而长，是肝脉也。肝病自得濡弱者，愈也。假令得纯弦脉者，死。何以知之？以其脉如弦直，此是肝脏伤，故知死也。

南方心脉，其形何似？师曰：心者，火也，名少阴，其脉洪大而长，是心脉也。心病自得洪大者，愈也。假令脉来微去大，故名反，病在里也；脉来头小本大，故名覆，病在表也。上微头小者，则汗出；下微本大者，则为关格不通，不得尿。头无汗者可治，有汗者死。

西方肺脉，其形何似？师曰：肺者，金也，名太阴，其脉毛浮也。肺病自得此脉，若得缓迟者，皆愈；若得数者，则剧。何以知之？数者，南方火，火克西方金，法当痈肿，为难治也。

问曰：二月得毛浮脉，何以处言至秋当死？师曰：二月之时，脉当濡弱，反得毛浮者，故知至秋死。二月肝用事，肝属木，脉应濡弱，反得毛浮者，是肺脉也。肺属金，金来克木，故知至秋死。他皆仿此。

师曰：脉肥人责浮，瘦人责沉。肥人当沉，今反浮，瘦人当浮，今反沉，故责之。

师曰：寸脉下不至关，为阳绝；尺脉上不至关，为阴绝。此皆不治，决死也。若计其余命生死之期，期以月节克之也。

师曰：脉病人不病，名曰行尸，以无王气，卒眩仆不识人者，短命则死。人病脉不病，名曰内虚，以无谷神，虽困无苦。

已上七节，议论虽不出《素》《难》，但笔气与仲景迥异。

问曰：脉有相乘，有纵有横，有逆有顺，何谓也？师曰：水行乘火，金行乘木，名曰纵；火行乘水，木行乘金，名曰横；水行乘金，火行乘木，名曰逆；金行乘水，木行乘火，名曰顺也。

肝乘脾名曰纵，肝乘肺名曰横，论中所引用。

寸口脉诸微亡阳，诸濡亡血，诸弱发热，诸紧为寒。诸乘寒者，则为厥，郁冒不仁，以胃无谷气，脾塞不通，口急不能言，战而栗也。

首四句是要言。

问曰：濡弱何以反适十一头？师曰：五脏六府相乘，故令十一。

问曰：何以知乘府？何以知乘脏？师曰：诸阳浮数为乘府，诸阴沉涩为乘脏也。

问曰：脉有残贼，何谓也？师曰：脉有弦紧、浮、滑、沉、涩，此六脉名曰残贼，能为诸脉作病也。

两节亦是紧要语。

问曰：翕奄沉，名曰滑，何谓也？师曰：沉为纯阴，翕为正阳，阴阳和合，故令脉滑，关尺自平。阳明脉微沉，食饮自可。少阴脉微滑，滑者，紧之浮名也，此为阴实，其人必股内汗出，阴下湿也。

论中脉浮滑用白虎汤主治，是滑为热也。此云滑者，紧之浮名，且云阴实，又以滑为寒也，殊不可解。

问曰：曾为人所难，紧脉何从而来？师曰：假令亡汗，若吐，以肺里寒，故令脉紧也。

偏失却脉阴阳俱紧者，名曰伤寒。

寸口卫气盛，名曰高，营气盛，名曰章。高章相抟，名曰纲。卫气弱，名曰慄，营气弱，名曰卑，慄卑相抟，名曰损。卫气和，名曰缓，营气和，名曰迟，迟缓相抟，名曰沉。

论中论迟脉不一。迟为无阳，不能作汗，尺中迟者，不可发汗，以营气不足，血少故也。脉浮而迟，表热里寒，四逆汤主治。脉迟为寒，反与黄芩汤彻其热，则为除中。历观数条，止主虚寒，从未有主营气和者，此条脉名俱已换过，今即其不换过之脉辨之，已如此谬解，则换过名式之脉，不必讲矣。

寸口脉缓而迟，缓则阳气长，其色鲜，其颜光，其声商，毛发长；迟则阴气盛，骨髓生，血充满，肌肉紧薄鲜硬。阴阳相抱，营卫俱行，刚柔相抟，名曰强也。

趺阳脉滑而紧，滑者胃气实，紧者脾气强。持实击强，痛还自伤，以手把刃，坐作疮也。

以上三节出自一手，无容再辨。

寸口脉浮而大，浮为虚，大为实，在尺为关，在寸为格，关则不得小便，格则吐逆。

趺阳脉伏而涩，伏则吐逆，水谷不化，涩则食不得入，名曰关格。

脉浮而大，浮为风虚，大为气强，风气相抟，必成瘾疹，身体为痒。痒者，名泄风，久久为痂癞。

此节议论醇正，的是平脉之旧。

寸口脉弱而迟，弱者卫气微，迟者营中寒。营为血，血寒则发热；卫为气，气微者心内饥，饥而虚满，不能食也。

趺阳脉大而紧者，当即下利，为难治。

寸口脉弱而缓，弱者阳气不足，缓者胃气有余，噫而吞酸，食卒不下，气填于膈上也。

趺阳脉紧而浮，浮为气，紧为寒；浮为腹满，紧为绞痛；浮紧相抟，肠鸣而转，转即气动，膈气乃下，少阴脉不出，其阴肿大而虚也。

寸口脉微而涩，微者卫气不行，涩者营气不足，营卫不能相将，三焦无所仰，身体痹不仁。营气不足，则烦疼口难言。卫气虚者，则恶寒数欠，三焦不归其部，上焦不归者，噫而吞酸；中焦不归者，不能消谷引食；下焦不归者，则遗溲。

趺阳脉沉而数，沉为实，数消谷，紧者病难治。

寸口脉微而涩，微者卫气衰，涩者营气不足。卫气衰，面色黄；营气不足，面色青。营为根，卫为叶，营卫俱微，则根叶枯槁而寒栗、咳逆、唾腥、吐涎沫也。

趺阳脉浮而芤，浮者卫气虚，芤者营气伤，其身体酸瘦，肌肉甲错。浮芤相抟，宗气衰微，四属断绝。

寸口脉微而缓，微者卫气疏，疏则其肤空；缓则胃气实，实则谷消而水化也。谷入于胃，脉道乃行，水入于经，其血乃成。营盛则其肤必疏，三焦绝经，名曰血崩。

趺阳脉微而紧，紧则为寒，微则为虚，微紧相抟，则为短气。

少阴脉弱而涩，弱者微烦，涩者厥逆。

跌阳脉不出，脾不上下，身冷肤硬。

少阴脉不至，肾气微，少精血，奔气促迫，上入胸膈，宗气反聚，血结心下，阳气退下，热归阴股，与阴相动，令身不仁，此为尸厥，当刺期门、巨关。

寸口脉微，尺脉紧，其人虚损多汗，知阴常在，绝不见阳也。

辨脉法

问曰：脉有阴阳，何论也？答曰：凡脉大、浮、数、动、滑，此名阳也；沉、涩、弱、弦、微，此名阴也。凡阴病见阳脉者生，阳病见阴脉者死（编入太阳）。

问曰：脉有阳结、阴结者，何以别之？答曰：其脉浮而数，能食，不大便者，此为实，名曰阳结也，期十七日当剧；其脉沉而迟，不能食，身体重，大便反硬，名曰阴结也，期十四日当剧。

此论不大便也。阳结即风热入阳明之证，阴结即寒湿似阳明之证。想是平脉辨证中语，仲景以其语焉不详，故不采入阳明论。

问曰：病有洒淅恶寒，而复发热者何？答曰：阴脉不足，阳往从之；阳脉不足，阴往乘之。曰：何谓阳不足？答曰：假令寸口脉微，名曰阳不足，阴气上入阳中，则洒淅恶寒也。

曰：何谓阴不足？答曰：假令尺脉弱，名曰阴不足，阳气下陷入阴中，则发热也（入太阳）。阳脉浮，阴脉弱者，则血虚，血虚则筋急也。其脉沉者，营气微也；其脉浮，而汗出如流珠者，卫气衰也。营气微者，加烧针，则血流不行，更发热而烦躁也。

脉蔼蔼如车盖者，名曰阳结也。

脉累累加循长竿者，名曰阴结也。

脉瞥瞥如羹上肥者，阳气微也。

脉萦萦如蜘蛛丝者，阴气衰也。

脉绵绵如泻漆之绝者，亡其血也。

脉来缓，时一止复来者，名曰结。脉来数，时一止复来者，名曰促。脉阳盛则促，阴盛则结，此皆病脉。

阴阳相抟，名曰动。阳动则汗出，阴动则发热。形冷恶寒，此三焦伤也。若数脉见于关上，上下无头尾，如豆大，厥厥动摇者，名曰动也。

阳脉浮大而濡，阴脉浮大而濡，阴脉与阳脉同等者，名曰缓也（编入传解）。

脉浮而紧者，名曰弦也。弦者，状如弓弦，按之不移也。脉紧者，如转索无常也（编入太阳）。

脉弦而大，弦则为减，大则为芤；减则为寒，芤则为虚。寒虚相抟，此名为革。妇人则半产漏下，男子则亡血失精。

此是病脉辨证要语。即下文浮而紧，按之反芤之脉也。大抵战汗之里虚，未必不从此数证得来。

问曰：病有战而汗出，因得解者，何也？答曰：脉浮而紧，按之反芤，此为本虚，故当战而汗出也。其人本虚，是以发战；以脉浮，故当汗出而解也。若脉浮而数，按之不芤，此人本不虚，若欲自解，但汗出耳，不发战也（编入传解）。

问曰：病有不战而汗出解者，何也？答曰：脉大而浮数，故知不战汗出而解也（入传解）。

问曰：病有不战不汗出而解者，何也？答曰：其脉自微，此以曾经发汗、若吐、若下、若亡血，以内无津液，此阴阳自和，必自愈，故不战不汗出而解也（入传解）。

问曰：伤寒三日，脉浮数而微，病人身凉和者，何也？答曰：此为欲解也，解以夜半。脉浮而解者，濈然汗出；脉数而解者，必能食也；脉微而解者，必大汗出也（入传解）。

问曰：脉病欲知愈未愈者，何以别之？答曰：寸口、关上、尺中三处，大小浮沉迟数同等，虽有寒热不解者，此脉阴阳为平，虽剧当愈（入传解）。

师曰：立夏得洪大脉，是其本位，其人病身体苦疼重者，须发其汗。若明日身不疼不重者，不须发汗。若汗濈濈自出者，明日便解矣。何以言之？立夏得洪大脉，是其时脉，故使然也。四时仿此（入传解）。

问曰：凡病欲知何时得，何时愈。答曰：假令夜半得病者，明日日中愈；日中得病者，夜半愈。何以言之？日中得病夜半愈者，以阳得阴则解也；夜半得病，明日日中愈者，以阴得阳则解也（入传解）。

以上七条论欲解之候应在太阳论中，想叔和较订时见此数条既无六经字面，又无方治，所以摘置此处，但摘还未尽，与此相类者尚存数条在太阳。寸口脉浮为在表，沉为在里，数为在府，迟为在藏。假令脉迟，此为在藏也（入太阳）。

趺阳脉浮而涩，少阴脉如经也，其病在脾，法当下利。何以言之？若脉浮大者，气实血虚也。今趺阳脉浮而涩，故知脾气不足，胃气虚也。以少阴脉弦而浮才见，此为调脉，故称如经也。若反滑而数者，故知当屎脓也。

寸口脉浮而紧，浮则为风，紧则为寒。风则伤卫，寒则伤营，营卫俱病，骨节烦疼，当发其汗也（编入太阳）。

趺阳脉迟而缓，胃气如经也。趺阳脉浮而数，浮则伤胃，数则动脾。此非本病，医特下之所为也。营卫内陷，其数先微，脉反但浮，其人必大便硬，气噫而除。何以言之？本以数脉动脾，其数先微，故知脾气不治，大便硬，气噫而除。今脉反浮，其数改微，邪气独留，心中则饥，邪热不杀谷，潮热发渴，数脉当迟缓，脉因前后度数如法，病者则饥，数脉不时，则生恶疮也。

师曰：病人脉微而涩者，此为医所病也。大发其汗，又数大下之，其人亡血，病当恶寒，后乃发热，无休止时。夏月盛热，欲著复衣；冬月盛寒，欲裸其身。所以然者，阳微则恶寒，阴弱则发热。此医发其汗，使阳气微，又大下之，令阴气弱。五月之时，阳气在表，胃中虚冷，以阳气内微，不能胜冷，故欲著复衣。十一月之时，阳气在里，胃中烦热，以阴气内弱，不能胜热，故欲裸其身。又阴脉迟涩，故知亡血也。

脉浮而大，心下反硬，有热，属藏，攻之，不令发汗；属府者，不令溲数，数溲则大便硬。汗多则热愈，汗少则便难，脉迟尚未可攻。

脉浮而洪，身汗如油，喘而不休，水浆不下，形体不仁，乍静乍乱，此为命绝也。又未知何藏先受其灾，若汗出发润，喘而不休者，此为肺先绝也。阳反独留，形体如又烟熏，直视摇头者，此为心先绝也。唇口反青，四肢絷习者，此为肝绝也。环口黧黑，柔汗发黄者，此为脾绝也。溲便遗失，狂言，目反直视者，为此肾绝也。又未知何藏阴阳前绝，若阳气前绝，阴气后竭者，其人死，身色必青；阴气前绝，阳气后竭者，其人死，身色必赤，腋温，心下热也。

身色或青或赤，未死之前，必以渐而来，非死后突见也。医有望色一法，真防微杜渐之不可废也。因思蓝斑一证，即色青之渐，实为阳绝之征，世反谓热极胃烂，重投寒药，是乃速绝其阳，宜乎旦发夕死，百无一生矣。曾见一老医，大用参附奏效，读此始悟，治法之有本，益深钦服。

寸口脉浮大，而医反下之，此为大逆。浮则无血，大则为寒，寒气相抟，则为肠鸣。医乃不知，而反饮食冷水，令汗大出，水得寒气，冷必相抟，其人即䭇（入误下）。

趺阳脉浮，浮则为虚，虚浮相抟，故令气䭇，言胃气虚竭也。脉滑则为哕，此为医咎，责虚取实，守空逼血。脉浮，鼻中燥者，必衄也。

诸脉浮数，当发热，而洒淅恶寒。若有痛处，饮食如常者，蓄积有脓也（入太阳）。

脉浮而迟，面热赤而战惕者，六七日当汗出而解，反发热者，差迟。迟为无阳，不能作汗，其身必痒也（入传解）。

寸口脉阴阳俱紧者，法当清邪中于上焦，浊邪中于下焦。清邪中上，名曰洁；浊邪中下，名曰浑也。阴中于邪，必内栗也。表气微虚，里气不守，故使中于阴也。阳中于邪，必发热头痛，项强颈挛，腰痛胫酸，所谓阳中雾露之气，故曰清邪中上，浊邪中下。阴气为栗，足膝逆冷，便溺妄出。表气微虚，里气微急，三焦相溷，内外不通。上焦怫郁，脏气相熏，口烂食断也。中焦不治，胃气上冲，脾气不转，胃中为浊，营卫不通，血凝不流。若卫气前通者，小便赤黄，与热相抟，因热作使，游于经络，出入脏腑，热气所过，则为痈脓。若阴气前通者，阳气厥微，阴无所使，客气内入，嚏而出之，声嗢咽塞。寒厥相逐，为热所壅，血凝自下，状如豚肝。阴阳俱厥，脾气孤弱，五液注下，下焦不盍，清便下重，令便数难，脐恐瞅痛，命将难全。

脉阴阳俱紧者，口中气出，唇口干燥，蜷卧足冷，鼻中涕出，舌上胎滑，勿妄治也。到七日以来，其人微发热，手足温者，此为欲解；或到八日以上，反大发热者，此为难治。设使恶寒者，必欲呕也；腹内痛者，必欲利也。

脉阴阳俱紧，至于吐利，其脉独不解；紧去人安，此为欲解。若脉迟，至六七日不欲食，此为晚发，水停故也，为未解；食自可者，为欲解（入传解）。病六七日，手足三部脉皆至，大烦而口噤不能言，其人躁扰者，必欲解也。若脉和，其人大烦，目重，睑内际黄者，此为欲解也（入传解）。

脉浮而数，浮为风，数为虚，风为热，虚为寒，风虚相抟，则洒淅恶寒也（入太阳）。

脉浮而滑，浮为阳，滑为实，阳实相抟，其脉数疾，卫气失度。浮滑之脉数疾，发热汗出者，不治（入阳明）。

伤寒咳逆上气，其脉散者死，谓其形损故也。

程郊倩称二脉法为法祖百千法，皆从此辨定，余独以为不尽然。是论六经篇首，必题辨某经病脉证，是教人病脉参看，方得真据，不然，则一面之词矣。况论中脉同而病异者，不一而足，即如同一阴阳俱紧无汗者，当发汗，汗出者为亡阳。同一脉数能食者实热，吐食者胃冷。夫当汗与亡阳，实热与胃冷，证如冰炭，而脉则毫无异处，是知辨脉而不合参病证，贻害尚可问哉。

《伤寒论读》平脉法终

伤寒论读

嘉善沈尧封读

绍兴裘庆元校刊

方

桂枝汤

桂枝_{三两，去皮}　芍药_{三两}　甘草_{二两，炙}　大枣_{十二枚，擘}

生姜_{三两，切}

上五味哎咀，水七升，微火煮取三升，去滓，温服一升，须臾，啜稀粥一升，助药力。温覆一时许，取微汗，勿令如水流漓。一服差，停后服。若不汗，更服依前法。又不汗，后服小促其期，半日许令三服尽。若病重者，一日一夜服。未愈，更作。禁生冷、黏滑、肉面、五辛、酒酪、臭恶等物。

桂枝加桂汤

即于桂枝汤中加桂二两成五两。

桂枝加厚朴杏仁汤

桂枝汤加厚朴二两，杏仁五十个，去皮、尖。

桂枝加葛根汤

桂枝汤加葛根三两。

桂枝加芍药汤

桂枝汤倍芍药共六两。

桂枝加大黄汤

于加芍药方中加大黄一两。

小建中汤

加芍药方中加胶饴一升。

桂枝新加汤

桂枝汤加芍药一两，人参三两。

桂枝加附子汤

桂枝汤加附子三枚。

桂枝去芍药汤

桂枝汤去芍药一味。

桂枝去芍药加附子汤

去芍药方中加附子一枚。

桂子附子汤

去芍药方增桂一两，加附子三枚，炮。

桂枝附子去桂加术汤

前方去桂加术三两。

桂枝去桂加苓术汤

桂枝汤去桂加苓术各三两。

桂枝去芍药加蜀漆龙骨牡蛎救逆汤

桂枝汤去芍药加牡蛎五两，熬，龙骨四两，蜀漆三两，洗。

桂枝甘草龙骨牡蛎汤

桂枝一两，去皮　甘草二两　炙龙骨二两　牡蛎二两，熬

水五升，煮取二升半，去滓，分三服。

桂枝加桂汤更加桂三两方

加桂汤更加牡桂三两。

桂枝人参汤

桂枝四两，去皮　甘草四两　炙术三两　人参三两　干姜三两

水九升，先煮四味，取五升，内桂，更煮，取三升，去滓
分三服。

桂枝甘草汤

桂枝四两，去皮　甘草二两，炙

水煮一升服。

甘草附子汤

甘草二两，炙　附子二枚，炮，去皮，脐破　白术二两　桂枝四两

水六升，煮取三升，去滓，分三服。

麻黄汤

麻黄三两，去节　桂枝二两，去皮　甘草一两，炙　杏仁七十个，去皮、尖

水九升，先煮麻黄，减二升，去上沫，内诸药，煮取二升半，去滓，服八合，覆取微汗，不须啜粥，余如桂枝法。

葛根汤

葛根四两　麻黄三两，去节　桂枝二两，去皮　芍药二两　甘草二两，炙　生姜三两，切　大枣十二枚，擘

水一斗，先煮麻黄、葛根，减二升，去沫，内诸药，煮取三升，去滓，温服一升。

葛根加半夏汤

葛根汤加半夏半升，洗。

大青龙汤

麻黄六两，去节　桂枝二两，去皮　甘草二两，炙　生姜三两，切　杏仁四十枚，去皮、尖　大枣十二枚，擘　石膏如鸡子大，碎，绵裹

水九升，先煮麻黄，减二升，去沫，内诸药，煮取三升，去滓，温服一升，取微似汗。汗多者，温粉扑之。

桂枝麻黄各半汤

桂枝一两十六铢，去皮　芍药一两　生姜一两　甘草一两，炙
麻黄一两，去节　杏仁二十四个，去皮、尖　大枣四枚

水五升，先煮麻黄一二沸，去沫，内诸药，煮取一升八合，分三服。

桂枝二麻黄一汤

桂枝一两十七铢，去皮　白芍一两六铢　生姜一两六铢　甘草炙，
二两二铢　麻黄十六铢，去节　杏仁十六个，去皮、尖　大枣五个，擘

煎如前法，分二服。

桂枝二越婢一汤

桂枝十八铢，去皮　芍药十八铢　甘草炙，十八铢　麻黄十八铢，
去节　石膏二十四铢，碎，绵裹　生姜一两三钱　大枣四枚，擘

煎如前法，分二服。

麻黄杏仁甘草石膏汤

麻黄四两，去节　杏仁五十个，去皮、尖　甘草炙，二两　石膏半
斤，碎，绵裹

煎如前法，分二服。

麻黄连轺赤小豆汤

麻黄二两，去节　连轺二两　大枣十二，擘　赤小豆一升　杏仁
四十个，去皮、尖　甘草炙，一两　生梓白皮一升　生姜一两，切

水一斗，先煎麻黄，再沸，去沫，内诸药，煮取三升，分

三服，半日服尽。

麻黄附子细辛汤

麻黄二两，去节　附子一枚，炮　细辛二两

水一斗，先煎麻黄，减二升，去沫，内诸药，煮取三升，去滓，温服一升，日三服。

麻黄附子甘草汤

麻黄二两，去节　附子一枚，炮　甘草二两，炙

煎如前法，分三服。

麻黄升麻汤

麻黄二两半，去节　升麻一两一分　当归一两一分　甘草六铢，炙　知母十八铢　黄芩十八铢　葳蕤十八铢　石膏六铢，碎，绵裹　白术六铢　天门冬六铢　干姜六铢　白芍六铢　桂枝六铢　茯苓六铢

上十四味，水一斗，先煮麻黄一两，沸，去沫，内诸药，煮取三升，去滓，分三服。相去如炊三斗米顷，令尽。汗出愈。

小青龙汤

麻黄三两，去节　芍药三两　五味子半升　干姜二两　甘草三两，炙　桂枝三两，去皮　半夏半升，洗　细辛三两

上八味，水一斗，先煮麻黄，减二升，去沫，内诸药，煮取三升，去滓，温服一升。微利者，去麻黄，加荛花如鸡子大，熬令赤色。渴者，去半夏，加栝蒌根三两。噎者，去麻

黄，加附子一枚，炮。小便不利，少腹满，去麻黄，加茯苓四两。喘者，去麻黄，加杏仁半升，去皮、尖。

小柴胡汤

柴胡半斤　半夏半升，洗　黄芩三两　人参三两　甘草三两，炙　生姜二两，切　大枣十二枚，擘

上七味，水一斗二升，煎取六升，去滓，再煎，取三升，温服一升，日三服。胸中烦而不呕，去半夏、人参，加栝蒌实一枚。渴者，去半夏，加人参合前成四两半，栝蒌根四两。腹痛，去黄芩，加白芍三两。胁下痞硬，去大枣，加牡蛎四两。心下悸，小便不利，去黄芩，加茯苓四两。不渴，外有微热，去人参，加桂枝三两，温覆取微似汗愈。咳，去人参、大枣、生姜，加五味子半升，干姜二两。

四逆散

柴胡　白芍　甘草炙　枳实破水渍，炙，各十分，等分

捣筛，白饮和，服方寸匕，日三服。咳，加五味子、干姜各五分，并主下利。悸，加桂枝五分。小便不利，加茯苓五分。腹中痛，加附子一枚，炮令坼。泄利下重，先以水五升，煮薤白三升，煮取三升，去滓，以散三方寸匕，内汤中，煮取一升半。分温再服。

大柴胡汤

柴胡半斤　半夏半升，洗　芍药三两　枳实四枚　黄芩三两

大黄二两　生姜五两　大枣十二枚，擘

上八味，水一斗二升，煮取六升，去滓，再煎，至三升，分三服。

柴胡加芒硝汤

小柴胡汤中加芒硝六两。

柴胡加龙骨牡蛎汤

柴胡四两　半夏二合，洗　人参一两半　生姜一两半，切　大枣六枚，擘　茯苓一两半　桂枝一两半　龙骨一两半　牡蛎一两半，煅　大黄一两　铅丹一两半

上十一味，水八升，煮取四升，内大黄，切，如棋子，更煮一二沸，去渣，服一升。

柴胡加桂枝汤

柴胡四两　半夏二合半，洗　黄芩一两半　甘草一两，炙　人参一两半　桂枝一两半　白芍一两半　生姜一两半　大枣六枚，擘

上九味，水七升，煮取三升，去滓，分三服。

柴胡桂枝干姜汤

柴胡半斤　桂枝三两　干姜三两　栝蒌根四两　黄芩三两　牡蛎三两，熬　甘草二两，炙

上七味，水一斗二升，煮取六升，去滓，再煎，取三升，温服，一服日三服。初服微烦，复服汗出便愈。

茯苓甘草汤

茯苓二两　桂枝二两　生姜三两　甘草一两,炙

水四升,煮取二升,取滓,分三服。

苓桂甘枣汤

茯苓半斤　桂枝四两　大枣十五个　甘草二两,炙

甘澜水一斗,先煮茯苓,减二升,内诸药,煮三升,去滓,日三服。作甘澜水法,以水置盆扬之数百遍,水上有珠子数千颗即成。

苓桂术甘汤

茯苓四两　桂枝三两　白术二两　甘草二两,炙

水六升,煮取三升,去滓,分三服。

五苓散

泽泻一两六铢　猪苓十八铢,去皮　茯苓十八铢　白术十八铢
桂枝半两,去皮

为散,白饮和服,初方寸匕,日三。多服暖水,汗出愈。

猪苓汤

猪苓一两　茯苓一两　滑石一两,碎　泽泻一两　阿胶一两

先煮四味,取二升,去滓,内胶烊消,分三服。

栀子柏皮汤

栀子十五枚,擘　甘草一两,炙　黄柏一两

水四升,煮取一升半,去滓,分二服。

栀子豉汤

栀子十四枚，擘　香豉四合，绵裹

水四升，先煮栀子，得二升半，煮取一升半，去滓，分二服，得吐，止后服。

栀子甘草豉汤

栀豉汤内加炙甘草二两。

栀子生姜豉汤

栀豉汤内加生姜五两。

栀子干姜汤

栀子十四枚，擘　干姜二两

上二味，水三升半，煮取一升半，去滓，分二服，得吐，止后服。

栀子厚朴汤

栀子十四枚，擘　厚朴四两　姜炙　枳实四两，汤浸去穰，炒

水三升半，煮取一升半，去滓，分三服，得吐，止后服。

大黄黄连泻心汤

大黄二两　黄连一两　麻沸汤二升

渍之，须臾，绞去滓，分温再服。

附子泻心汤

大黄二两　黄连一两　黄芩一两　附子一枚，炮，去皮，别煮汁

麻沸二升，渍三味，须臾，绞去滓，内附子汁，分两服。

甘草泻心汤

甘草四两,炙　黄芩三两　黄连一两　干姜三两　半夏半升,洗
大枣十二枚,擘

上六味,水一斗,煮取六升,去滓,再煎取三升,温服一
升,日三服。

半夏泻心汤

半夏半升,洗　黄芩三两　黄连一两　干姜三两　甘草三两,炙
大枣十二枚,擘　人参三两

上七味,水一斗,煮取六升,去滓,煎煮三升,温服一
升,日三服。

生姜泻心汤

生姜四两　黄芩三两　黄连一两　干姜一两　甘草三两,炙
大枣十二枚,擘　人参三两　半夏半升,洗

上八味,水一斗,煮法同前。

旋覆代赭石汤

旋覆花三两　人参二两　生姜五两,切　代赭石一两　半夏半
升,洗　甘草三两,炙　大枣十二枚,擘

上七味,水一斗,煮取六升,去滓,再煎,取三升,温服
一升,日三服。

朴姜甘半参汤

厚朴半斤,去皮,炙　生姜半斤,切　半夏半升,洗　人参一两

甘草二两，炙

上五味，水一斗，煮取三升，去滓，温服一升，日三服。

瓜蒂散

瓜蒂一分，熬　赤小豆一分

各别捣筛，已合治之，取一钱匕，以香豉一合，热汤七合，煮作稀糜，去滓。取汁和散，温服。不吐少加，得快吐乃止。亡血、虚家禁用。

十枣汤

芫花熬　甘遂　大戟等分

别捣为散，水一升半，大枣肥者十枚，煮取八合，去滓，内药末。强人钱匕，羸人半钱。平旦温服。若下少病不除者，明日更服，加半钱，得快利后，糜粥自养。

白散

桔梗三分　贝母三分　巴豆一分，去皮，熬黑，研如泥

二味先为末，内巴豆，更杵之，白饮和服，强人一钱，羸者减之。病在膈上，必吐；在膈下，必利。若不利，进热粥一杯，倘利过不止，进冷粥一杯。

小陷胸汤

黄连一两　半夏半升，洗　栝蒌实大者一枚

水六升，先煮蒌，取三升，去滓，内诸药，再煮取二升，去滓，分三服。

大陷胸汤

大黄六两，去皮　芒硝一升　甘遂一钱，零研

水六升，先煮大黄，取二升，去滓，内芒硝，煮一二沸，内甘遂末。温服一升，得快利，止后服。

大陷胸丸

大黄半斤　葶苈半升，熬　芒硝半升　杏仁半升，去皮、尖，熬黑

先捣筛二味，内杏仁、芒硝，合研如脂，和散。取如弹丸一枚，别捣甘遂末一钱匕，白蜜二合，水二升，煮取一升，温顿服，一宿乃下。不下，更服。

大承气汤

大黄四两，酒洗　厚朴半斤，去皮，炙　枳实五枚，炙　芒硝三合

水一斗，先煮二物，取五升，去滓，内大黄，煮取二升，去滓，内芒硝，更上火一二沸。分二服，得下，止后服。

小承气汤

大黄四两，酒洗　厚朴二两，炙　枳实大者三枚，炙

上三味，水四升，煮取一升二合，去滓，分二服。

调胃承气汤

大黄四两，酒浸　芒硝半斤　甘草二两，炙

水三升，煮取一升，去滓，内芒硝，更上微火令沸，少少温服。

桃核承气汤

桃仁五十个，去皮、尖　桂枝三两，去皮　大黄四两，酒洗　芒硝二两　甘草二两，炙

上五味，水七升，煮取二升半，去滓，内芒硝，上火微沸，先食。温服五合，日三服，当微利。

抵当汤

水蛭三十个，熬　虻虫三十个，熬，去翅、足　大黄三两，酒洗桃仁二十个，去皮、尖

上四味，为散，水五升，煮取三升，去滓，温服一升。不下再服。

抵当丸

水蛭二十个，熬　虻虫二十五个，熬，去翅、足　桃仁二十个，去皮、尖　大黄三两，酒洗

上四味，杵，分为四丸。水一升，煮一丸，取七合服。时当下，血不下更服。

茵陈蒿汤

茵陈蒿六两　栀子十四枚，擘　大黄二两

上三味，水一斗，先煮茵陈，减六升，内二味，煮取三升，去滓，分三服，小便当利，尿如皂角汁状，色正赤。一宿腹减，黄从小便去也。

麻子仁丸

麻子仁二升　芍药半斤　枳实半斤　大黄一斤，去皮　厚朴一

斤，炙，去皮　杏仁一斤，尖，研如脂

上六味，为末，炼蜜丸，桐子大。饮服十丸，日三服，渐加以和为度。

蜜煎导方

蜜七合，微火煎之，稍凝似饴，俟可丸，冷水润手稔作梃子，令头锐，大如脂，长二寸许，内谷道中，以手急抱，欲大便，任去之。

土瓜根导方

生土瓜根，削如梃，内谷道中，如蜜煎法。

猪胆汁方

大猪胆一枚，泻汁，和醋少许，以灌谷道中，如一食顷，当大便出。

干姜附子汤

干姜一两　附子一枚，去皮，生用，破八片

上二味，以水三升，煮取一升，去滓，顿三服。

白通汤

一葱白四茎　干姜一两　附子一枚，生用，去皮，破八片

上三味，水三升，煮取一升，去滓，分三服。

白通加猪胆汁汤

葱白四茎　干姜二两　附子一枚，生用，去皮，破八片　人尿五合
猪胆汁一合

水三升，先煮三味取一升，去滓，内胆汁，人尿和匀，温

分二服。无胆汁亦可。

四逆汤

甘草二两，炙　干姜一两半　附子一枚，炮

上三味，水二升，煮取一升二合，分二服。

通脉四逆汤

甘草二两，炙　干姜三两，强人可四两　附子大者一枚，生，去皮破八片

上三味，水三升，煮取一升二合，去滓，分二服。

面色赤者，加葱九茎。腹中痛者，去葱，加芍药二两。呕者，加生姜二两。咽痛者，去芍药，加桔梗一两。利止脉不出者，去桔梗，加人参二两。

茯苓四逆汤

茯苓六两　人参一两　甘草二两，炙　干姜一两　附子一枚，生用，去皮、脐，切八片

上五味，水五升，煮去三升，去滓，温服七合，日三服。

真武汤

茯苓三两　芍药三两　生姜三两，切　白术二两　附子一枚，炮，去皮，破八片

上五味五升，煮取三升，去滓，分四服。

咳，加五味子半升，细辛、干姜各一两。小便利，去茯苓。下利，去芍药，加干姜三两。呕，去附子，加生姜足成半斤。

附子汤

附子二枚，去皮，破八片　茯苓三两　人参二两　白术四两　芍

药三两

上五味，水八升，煮取三升，去滓，分三服。

芍药甘草附子汤

芍药三两　甘草三两，炙　附子一枚，炮，去皮，破八片

上三味，水五升，煮取一升五合，去滓，分二服。

芍药甘草汤

芍药四两　甘草四两，炙

上二味，水三升，煮取一升五合，去滓，分二服。

甘草干姜汤

甘草四两，炙　干姜二两，炮

上二味，水三升，煮取一升半，去渣，分二服。

甘草汤

甘草二两

一味，水三升，煮取一升半，去渣，分二服。

桔梗汤

桔梗一两　甘草二两

二味，水三升，煮取一升半，去渣，分二服。

半夏散及汤

半夏洗　桂枝去皮　甘草炙

三味等分，别捣筛，已合治之，白饮和服方寸匕，日三服。不能服散者，煮水一升，内散两方匕，更煎三沸，少少咽之。

苦酒汤

半夏如枣核大，十四枚，洗，破　鸡子一枚，去黄，内苦酒，著鸡子壳中

内半夏著苦酒中，以鸡子壳置刀环中，安火上，令三沸，去滓，少少咽下。不差，更作三剂，服之。

猪肤汤

猪肤一斤

水一斗，煮取五升，去滓，加白蜜一升，白粉五合，熬香，和相得，温分六服。

黄芩汤

黄芩三两　甘草二两，炙　芍药二两　大枣十二枚，擘

上四味，水一斗，煮取三升，去滓，温服一升，日再夜一。

黄芩加半夏生姜汤

上方加半夏半升，洗，生姜三两，切。

白头翁汤

白头翁三两　黄连三两，去须　黄柏三两，去皮　秦皮三两

上四味，水七升，煮二升，去滓，温服一升。未愈更服。

桃花汤

赤石脂一斤，一半全用，一半筛末　干姜一两　粳米一升

上三味，水七升，米熟去滓，温服七合，内石脂末方寸匕，日三服。若一服止，余勿服。

赤石脂禹余粮汤

赤石脂一斤, 碎　禹余粮一斤, 碎

上二味, 水六升, 煮取三升, 去滓, 分三服。

葛根黄连黄芩汤

葛根半斤　黄连三两　黄芩二两　甘草二两, 炙

上四味, 水八升, 先煮葛根, 减二升, 内诸药, 煮取二升, 去滓, 分两服。

干姜黄连黄芩人参汤

干姜三两　黄连三两　黄芩三两　人参三两

四味, 水六升, 煮取二升, 去滓, 分二服。

黄连汤

黄连三两　甘草三两, 炙　干姜三两　人参二两　桂枝三两, 去皮　半夏半升, 洗　大枣十二个, 擘

上七味, 水一斗, 煮取六升, 去渣, 温服一升, 日三夜一。

黄连阿胶汤

黄连四两　黄芩一两　芍药二两　鸡子黄二枚　阿胶三两

水五升, 先煮三物, 取二升, 去渣, 内胶烊尽, 少冷, 内鸡子黄, 搅匀。温服七合, 日三服。

乌梅丸

乌梅三百个　黄连一斤　干姜十两　桂枝六两, 去皮　细辛六两　附子六两, 炮　人参六两　黄柏六两　蜀椒四两, 出汗　当归四两

　　上十味，异捣筛研匀，以苦酒渍乌梅一宿，去核，蒸之，五升米下饭，蒸，捣成泥，入药，拌匀。加蜜，杵二千下，圆如桐子。先食下十丸，日三，稍加至二十丸。禁生冷、滑臭食物。

当归四逆汤

当归三两　　白芍三两　　桂枝三两，去皮　　细辛二两　　通草二两　甘草二两，炙　　大枣二十五枚，擘

　　共七味，水八升，煮取三升，去滓，服一升，日三服。

当归四逆加吴茱萸生姜汤

前方加吴黄半升，生姜三两。

吴茱萸汤

吴茱萸一升，洗　　人参三两　　生姜六两　　大枣十二枚，擘

　　共四味，水七升，煮取二升，去渣，分三服。

炙甘草汤

甘草四两，炙　　生姜三两，切　　桂枝三两，去皮　　麦门冬半升麻子仁半升　　大枣十二枚，擘　　人参二两　　地黄一斤　　阿胶二两

　　共九味，以清酒七升，水八升，先煮八味，取三升，去渣。内胶烊尽，温服一升，日三服。

白虎汤

知母六两　　石膏一斤，碎，绵裹　　甘草二两，炙　　粳米六合

　　共四味，水一斗，煮米熟汤成，去渣，温服一升，日三服。

白虎加人参汤

前方加人参三两。

文蛤散

文蛤五两

为散，沸汤五合，和散一钱匕。

搐鼻散

瓜蒂一味，为散，令病人口先含水，用散一字吹入鼻中，须臾鼻中流出黄水，愈。

理中汤

人参　甘草炙　白术　干姜各三两

共四味，水八升，煮取三升，去渣，温服一升，日三服。此方本论中虽未曾用，然于心下痞条论过，故录之。

《伤寒论读》方终

三三医书

医

长沙正经证汇

日·田中荣信 编

提要

治国医学者，莫不宗张长沙为医中之圣，而《伤寒》《金匮》两书，亦为必读之经，故注疏是两书者，奚啻百数十辈，要皆为读者谋便利计焉。然吾人尝主张须用科学法整理古医书，俾一览了然，无望洋生叹之感。是书为东洋传本，将长沙书中各证，因类而汇之，某证用某方，一考即得。若有能仿其式而编各书，则研究古医书，自易入手也。本社裘君将藏本付刊者，抱此希望焉。

序

　　夫物之为物也，有本乎天者也，有成乎人者也。本乎天者，为性能之用；而成乎人者，致性外之用也。水虽清冷，火蒸则为热；金虽坚刚，铸泻则如泥，是合和之妙用，而人功之所以并于天地也。盖医之于药，制之于方，则人巧既加，而功用自异。虽知其一药之能，不审方法之道，得其功也难矣。世之庸医，曾不留意于兹，预写病证，漫投药剂，其验不见，则为方之咎，屡移其治。譬于射者，射而不中，反修于招也，何功之有哉。夫欲为良医者，不可不先达方法之道，熟视病证之变。凡病有内同而外异，亦有内异而外同。同不同，异不异，皆证之相似也。故玉人患石之似玉，相剑者患剑之似刀。相似之物，愚者之所大惑，而智者之所加虑也。顷者播之田愿仲作一册子，名曰《长沙证汇》。盖此著也，集长沙论中其病状之相似者，建门分类，各载其主方，欲使无疑惑之患。是田氏之所笃于医，而猷之所以好其志也。书以题此卷首。

宽政二年庚戌之春

平安吉益猷修夫题

序

　　夫仲景氏方论，悉古之遗训，而对证奏效焉；后之业医者，亦莫不讲焉。然其文高古，往往意在文外，得其旨趣最难矣；且杂之以阴阳、传经、脉说，或曰补，曰能，曰寒热，相协成说，是皆古疾医所不论，大失经义矣。遂使后人不知古之方，方各有妙。而存者二千有余年矣，举世莫能觉悟焉。方今国运隆盛，医亦益造其道，然多拘因名而随证案方者，特钞矣；间有知之者，亦不察依证之浅深、缓急，而方亦异焉。余深以为忧，于是就仲景氏书，辑其方、证相对者，分门聚类，始能为编，藏之家久矣。近滨天佑、奥元纯二生，请梓以公之世，使一时医者，知治术妙用，唯在证、方相的当，而无复论也已。余深好其志，再加厘正以授之，虽未能尽得方意，庶几乎免舍本求末之讥云尔。

日本宽政庚戌春三月

田中荣信撰

序

方法，医本也，古今无有异议焉。但唐宋以还，名家方论、方汇，陆续郑重，奚翅千百云也乎。从乎由汉以前，周秦疾医之道，史传不载，窿窿乎其方甚深，后世安得广施之人邪，才有仲景氏遗论《伤寒》《金匮》二书而见之而已。今阅此册，则分证立病门，参照彼二书录各方于其下，错综铨次，深造其理，因命曰《长沙证汇》。诚前人所以悉后，今人所以识古，乃本立道生，是作者微旨也。作者，则播州晕浦老医田中愿仲矣。予素不解方伎，然唯喜此人有好古之名，而奖就四方之士，敢附一辞云。

宽政三年辛亥十月谷旦
浪华后学播州奥田元继识

凡例

——此编摭长沙氏正经，隐括诸章，去烦归简，欲易见也。如其《伤寒论》辨别，有逄原撰，不赘于此。

——世有《伤寒类证》者，其书本阴阳、六经，主脉状，其杜撰、谬妄不可胜计，且与仲景氏之意大有迳庭也，不必取。

——编中有证同方异者，盖依有病毒之浅深、缓急也。又，不立"发热门"者，热之于病十八九，仲景氏依热之大小、有无耳，别无可处之方，无可加减之药；病愈热从之。

——此编，《伤寒》《金匮》中或有证无方或有方无证者，其他可疑者，皆不载之。以俟识者耳。

男田中荣恒谨识

目录

长沙正经证汇

播磨田中荣信愿仲编选
南部村尾茂乔维选
越后奥田邦佑宪佑庵
播磨菅原成美专辅
播磨河野敬明淳治同校
绍兴吉生裘庆元刊行

呕吐门（附：唾涎沫、噫哕）

诸呕吐，谷不得下者，小半夏汤。呕家本渴，渴者为欲解，今反不渴，心下有支饮故也，同方。胃反呕吐者，大半夏汤。食谷欲呕者，吴茱萸汤。食已即吐者，大黄甘草汤。呕而发热者，小茈胡汤。伤寒五六日，呕而发热者，同方。妊娠呕吐不止，干姜人参半夏丸。伤寒本自寒下，医复吐下之，寒格，更逆吐下，若食入口即吐，干姜黄芩人参汤。太阳与阳明合病，不利但呕者，葛根加半夏汤。太阳中风，汗自出，淅淅恶风，翕翕发热，鼻鸣干呕者，桂枝汤。产后中风，续得之数十日不解，头微痛，恶寒，时时有热，心下闷，干呕，汗出者，同方。

上十二法，呕吐不得食或发热证。

呕，心下痞硬者，大半夏汤。呕而肠鸣，心下痞者，半夏泻心汤。伤寒中风，医反下之，其人下利，日数十行，谷不化，腹下雷鸣，心下痞硬而满，干呕，心烦不得安，甘草泻心汤。太阳中风，下利呕逆，表解者，乃可攻之。其人漐漐汗出，发作有时，头痛，心下痞硬满，引胁下痛，干呕短气，汗出不恶寒者，十枣汤。伤寒发热，汗出不解，心下痞硬，呕吐而下利者，大柴胡汤。太阳病，过经十余日，反二三下之，后四五日，柴胡证仍在者，先与小柴胡汤。呕不止，心下急，郁郁微烦者，大柴胡汤。卒呕吐，心下痞，膈间有水，眩悸者，小半夏加茯苓汤。干呕下利者，黄芩人参汤。干呕而利者，黄芩加半夏生姜汤。

上九法，呕吐、心下痞硬、下利证。

少阴病，吐利，手足厥冷，烦躁欲死者，吴茱萸汤。呕而脉弱，小便复利，身有微热，见厥者，四逆汤。既吐且利，小便复利而大汗出，下利清谷，内寒外热，脉微欲绝者，同方。

吐利汗出，发热恶寒，四肢拘急，手足厥冷者，同方。少阴病，饮食入则吐，心中温温欲吐，复不能吐，若膈上有寒饮，干呕者，不可吐也，急温之，同方。少阴病，下利清谷，里寒外热，手足厥逆，或干呕，或咽痛，通脉四逆汤。少阴病，下利不止，厥逆无脉，干呕烦者，白通加猪胆汁汤。

上七法，呕吐、下利、厥逆证。

腹中寒气，雷鸣切痛，胸胁逆满，呕吐者，附子粳米汤。伤寒胸中有热，胃中有邪气，腹中痛，欲呕吐者，黄连汤。诸黄腹痛而呕者，小茈胡汤。

上三法，腹痛呕吐证。

胃反，吐而渴欲饮水者，茯苓泽泻汤。吐后，渴欲得水而贪饮者，文蛤散。少阴病，下利六七日，咳而呕，渴，心烦不得眠者，猪苓汤。呕吐，而病在膈上，后思水者，猪苓散。先渴后呕，为水停心下，小半夏加茯苓汤。中风发热，六七日不解而烦，有表里证，渴欲饮水，水入则吐者，名曰水逆，五苓散。

上六法，呕吐、渴证。

伤寒六七日，中风，往来寒热，胸胁苦满，默默不欲饮食，心烦，喜呕，小茈胡汤。阳明病，胁下硬满，不大便而呕，舌上胎者，同方。本（按："本"字《玉函》无）太阳病，不解，胁下硬满，干呕不能食，往来寒热，同方。产妇云云，大便坚，呕不能食者，同方。伤寒十三日，不解，胸胁满而呕，日晡所发潮热，已而微利，此胡加芒硝汤。呕而胸满者，吴茱萸汤。

上六法，胸胁苦痛、呕证。

少阴病，腹痛，小便不利，四肢沉重疼痛，自下利，或呕者，真武汤。温疟者，身无寒，但热，骨节疼烦，时呕者，白虎加桂枝汤。伤寒六七日，发热，微恶寒，支节疼烦，微呕，心下支结者，此胡加桂枝汤。

上三法，支节疼痛、呕证。

伤寒解后，虚羸少气，气逆欲吐者，竹叶石膏汤。伤寒云云，得之便厥，咽中干，烦躁吐逆者，甘草干姜汤。

上二法，吐逆证。

干呕，吐涎沫，头痛者，吴茱萸汤。妇人吐涎沫，小青龙汤。伤寒表不解，心下有水气，干呕，发热而咳，或喘者，同方。干呕吐逆，吐涎沫者，半夏干姜散。咳逆上气，时时唾浊，但坐不得眠者，皂荚丸。咳逆，倚息不得卧，小青龙汤。时复冒者，苓桂五味甘草汤。反更咳，胸满者，苓甘五味姜辛汤。冒者必呕，呕者复内半夏，苓甘姜味辛夏汤。假令瘦人脐下悸，吐涎沫而癫眩，此水也，五苓散。蛔虫之为病，令人吐涎沫，心痛发作有时，甘草粉蜜汤。大病差后，喜唾，久不了了者，理中丸。

上九法，干呕、咳吐涎沫证。

肺痿，吐涎沫者，桂枝去芍药加皂荚汤。肺痿，咳唾涎沫不止，咽燥而渴者，生姜甘草汤。肺痿，吐涎沫而不咳者，甘草干姜汤。咳而胸满，振寒，咽干不渴，时出浊唾，腥臭久久，吐脓如米粥者，为肺痈，桔梗汤。同证，桔梗白散。

上五法，肺痿、肺痈、吐涎沫、浊唾证。

发汗吐下后，虚烦不得眠，心中懊𢙑，若呕者，栀子生姜豉汤。胸满，心下坚，咽中怗怗如有炙肉，吐之不出，吞之不下者，半夏厚朴汤。心胸中有停痰、宿水，自吐出后，心胸间虚，气满不能食，茯苓饮。鲙食之在心胸间不化，吐复不出，速下除之，橘皮大黄朴硝汤。病人胸中似喘不喘，似呕不呕，似哕不哕，彻心中愦愦然无奈，生姜半夏汤。太阳病，过经十余日，心下温温欲吐，而胸中痛，大便反溏，腹微满，郁郁微烦者，调胃承气汤。阳明病，不吐不下，心烦者，同方。

上七法，病有心胸中欲呕吐不出证。

伤寒发汗，若吐、若下，解后，心下痞硬，噫气不除者，旋覆代赭石汤。伤寒汗出，解之后，胃中不和，心下痞硬，干（按："干"字下脱"呕"字）噫，食臭，胁下有水气，腹中雷鸣，下利者，生姜泻心汤。

上二法，心下痞硬、噫证。

干呕哕，若手足厥者，橘皮汤。哕逆者，橘皮竹茹汤。黄痓病，小便色不变，欲自利，腹满而喘哕者，小半夏汤。大便不通，哕，数谵语者，小承气汤。

上四法，哕逆证。

大便不通门（附：硬难）

中恶，心痛，腹胀，大便不通者，走马汤。少阴病六七日，腹胀不大便者，急下之，大承气汤。大下后，六七日不大便，烦不解，腹满痛者，此有燥屎也，同方。阳明病，脉迟，虽汗出，不恶寒者，其身必重，短气，腹满而喘，有潮热者，可攻里，大承气汤。发热恶寒，若腹大满不通者，小承气汤。

上四法，大便不通、腹胀满证。

伤寒，若吐若下后，不解，不大便五六日，上至十余日，日晡所发潮热，不恶寒，独语如见鬼状，但发热谵语者，大承气汤。阳明病，谵语，有潮热，反不能食者，胃中必有燥屎也，同方。二阳并病，太阳证罢，但发潮热，手足漐漐汗出，大便难而谵语者，下之则愈，同方。产后七八日，无太阳证，少腹坚痛，此恶露不尽，不大便，烦躁发热者，不食，食则谵语，同方。伤寒六七日，目中不了了，睛不和，无表里（按："里"字衍）证，大便难，身微热者，同方。病人小便不利，大便乍难乍易，时有微热，喘冒不能卧者，有燥屎也，同方。得病二三日云云，须小便利，屎定硬，乃可攻之，同方。阳明病，潮热，大便微硬者，可与大承气汤；不硬者，不与之。阳明病，其人多汗，以津液外出，胃中燥，大便必硬，硬则谵语，小承气汤。大便不通，哕，数谵语者，同方。太阳病，若吐、若下、若发汗，微烦，小便数，大便因硬者，同方。伤寒，不大便六七日，头痛有热者，同方。

上十二法，不大便、谵语、有燥屎证。

伤寒八九日，风湿相抟，身体疼烦，不能自转侧，不呕，不渴，若其人大便硬，小便自利者，桂枝附子去桂加术汤。阳明病，自汗出，若发汗，小便自利者，此为津液内竭，虽硬不可攻之，当须自欲大便，宜蜜煎导而通之；若土瓜根，及与大猪胆汁，皆可为导。太阳病云云，小便数者，大便必硬，不更衣十日，无所苦也，渴欲饮水者，五苓散。大便则难，其脾为约，麻仁丸。痛而闭者，厚朴三物汤。

上五法，不大便、硬难证。

阳明病，胁下硬满，不大便而呕，舌上白胎者，小茈胡汤。产妇云云，大便坚，呕不能食者，同方。

上二法，不大便、呕证。

阳明证，其人喜忘者，必有蓄血，屎虽硬，大便反易，其色必黑，抵当汤。病人无表里证，发热七八日，虽脉浮数者，可下之，不大便者，有瘀血，同方。

上二法，大便硬有瘀血证。

小便不利门（附：难自利自调）

小便不利者，茯苓戎盐汤。小便不利者，蒲灰散。小便不利者，滑石白鱼散。服桂枝汤，或下之，仍头项强痛，翕翕发热，无汗，心下满微痛，小便不利者，桂枝去桂加苓术汤。病人小便不利，大便乍难乍易，时有微热，喘冒不能卧者，有燥屎也，大承气汤。少阴病，二三日至四五日，腹痛，小便不利，下利便脓血者，桃花汤。虚劳腰痛，小腹拘急，小便不利者，八味丸。

上七法，小便不利或腹痛证。

伤寒表不解，心下有水气，干呕，发热而咳，或小便不利，少腹满，或喘者，小青龙汤。风湿相抟，骨节烦疼，掣痛不得屈伸，近之则痛剧，汗出短气，小便不利，恶风不欲去衣，或身微肿者，桂枝甘草附子汤。妊娠有水气，身重，小便不利，洒淅恶寒，起即头眩者，葵子茯苓散。少阴病，二三日不已，至四五日，腹痛，小便不利，四肢沉重、疼痛，自下利者，真武汤。

上四法，小便不利、有水气证。

黄疸，腹满，小便不利而赤，自汗出，大黄硝石汤。里水者，一身面目黄肿，其脉沉，小便不利，故令病水，越婢加术汤。黄汗之病，两胫自冷，又从腰以上必汗出，下无汗，腰髋弛痛，如有物在皮中状，剧者不能食，身疼重，烦躁，小便不利，桂枝加黄芪汤。伤寒七八日，身黄如橘子色，小便不利，腹微满者，茵陈蒿汤。阳明病，发热汗出，此为热越，不能发黄也，但头汗出，身无汗，剂颈而还，小便不利，渴引水浆者，此为瘀热在里，身必发黄，同方。太阳病，身黄，脉沉结，少腹硬，小便不利者，为无血也；小便自利，其人如狂者，血证谛也，抵当汤。男子黄，小便自利，小建中汤。黄疸病，小便色不变，欲自利，腹满而喘，不可除热，热除必哕；哕者，小半夏汤。

上八法，小便不利或自利、黄疸证。

伤寒五六日，中风，往来寒热，胸胁苦满，默默不欲饮食，心烦，喜呕，或心下悸，小便不利者，小茈胡汤。伤寒五六日，已发汗而复下之，胸胁满微结，小便不利，渴而不呕，茈胡桂姜汤。伤寒八九日，下之，胸满烦惊，小便不利，谵语，一身尽重，不可转侧者，茈胡加龙骨牡蛎汤。

上三法，胸胁苦满、小便不利证。

太阳病，发汗后，若脉浮，小便不利，微热，消渴者，五苓散。本以下之，故心下痞，与泻心汤。痞不解，渴而口燥烦，小便不利者，五苓散。阳明病，脉浮而紧，咽燥口苦，腹满而喘，若脉浮，发热，渴欲饮水，小便不利者，猪苓汤。小便不利者，有水气，其人若渴者，栝蒌瞿麦丸。

上四法，小便不利、渴证。

太阳病，发汗，遂漏不止，其人恶风，小便难，四肢微急，难屈伸者，桂枝加附子汤。咳逆，倚息不得卧云云，手足厥逆，气从小腹上冲胸咽，手足痹，其面翕然如醉状，因复下流阴股，小便难，时复冒者，苓桂五味甘草汤。妊娠，小便难，饮食如故者，归母苦参丸。妇人少腹满如敦状，小便微难而不渴，生后者，此为水与血俱结在血室也，大黄甘遂汤。

上四法，小便难证。

伤寒八九日，风湿相抟，身体疼烦，不能自转侧，不呕，不渴，脉浮虚而涩者，桂枝附子汤主之。若其人大便硬，小便自利者，桂枝附子去桂加术汤。阳明病，自汗出，若发汗，小便自利者，此为津液内竭，虽硬不可攻之，当须自欲大便，宜蜜煎导而通之，大猪胆汁方若及土瓜根方。肾著之病，其人身体重，腰中冷，如坐水中，形如水状，反不渴，小便自利，饮食如故，苓姜术甘汤。太阳病六七日，表证仍在，脉微而沉，反不结胸，其人发狂者，以热在下焦，少腹当硬满，小便自利者，下血乃愈，抵当汤。

上四法，小便自利证。

太阳病，若吐、若下、若发汗，微烦，小便数，大便因硬者，小承气汤。伤寒脉浮，自汗出，小便数，心烦，微恶寒，脚挛急云云，甘草干姜汤、芍药甘草汤。肺痿，吐涎沫而不咳者，其人不渴，必遗尿，小便数者，甘草干姜汤。

上三法，小便数证。

夫短气有微饮，当从小便去之，八味丸。妇人病，饮食如故，烦热不得卧，而反倚息者，但利小便则愈，同方。夫短气有微饮，当从小便去之，苓桂术甘汤。诸病黄家，但利其小便，假令脉浮，当以汗解之，桂枝加黄芪汤。

上四法，当利小便证。

太阳病，无汗而小便反少，气上冲胸，口噤不得语，欲作刚痉，葛根汤。阳明病，发潮热，大便溏，小便自可，胸胁满不去者，小柴胡汤。伤寒，不大便六七日，头痛有热者，与承气汤；其小便清者，知不在里，仍在表也，桂枝汤。肠痈者，小腹肿，按之即痛如淋，小便自调，时时发热，自汗出，复恶寒，大黄牡丹汤。

上四法，小便自可证。

呕而脉弱，小便复利，身在微热，见厥者，四逆汤。既吐且利，小便复利而大汗出，下利清谷，同方。伤寒有热，少腹满，应小便不利，今反利者，为有血也，抵当丸。男子消渴，小便反多，以饮一斗，小便一斗，八味丸。

上四法，小便复利证。

上冲门（附：上气气逆）

太阳病，下之后，其气上冲者，可与此方，桂枝汤。烧针令其汗，针处被寒，核起而赤者，必发奔豚气，从少腹上冲心者，桂枝加桂汤。伤寒若吐、若下后，心下厥满，气上冲胸，起则头眩，苓桂术甘。咳逆云云，手足厥逆，气从小腹上冲胸咽，手足痹，其面翕然如醉状，因复下流阴股，小便难，时复冒者，苓桂五味甘草汤。治其气冲，若面热如醉状，此为胃热上冲熏其面，加大黄以利之，苓甘姜味辛夏仁黄汤。心胸中大寒痛，呕不能饮食，腹中寒，上冲皮起，出见有头足，上下痛而不可触近者，大建中汤。太阳病，无汗而小便反少，气上冲胸，口噤不得语，葛根汤。病如桂枝证，头不痛，项不强，胸中痞硬，气上冲咽喉，不得息者，瓜蒂散。

上七法，上冲心胸证。

大逆上气，咽喉不利者，麦门冬汤。咳逆上气，时时唾浊，但坐不得眠者，皂荚丸。咳而上气，此为肺胀，其人喘，目如脱状，越婢加半夏汤。肺痈，胸满胀，一身面目浮肿，鼻塞清涕出，不闻香臭酸辛，咳逆上气，喘鸣迫塞，葶苈大枣汤。心下痞，诸逆，心悬痛者，桂枝枳实生姜汤。伤寒解后，虚羸少气，气逆欲吐者，竹叶石膏汤。胸痹，心中痞，留气结在胸，胸满胁下，逆抢心者，人参汤。同证，枳实薤白桂枝汤。

上八法，上气气逆证。

腹痛门 （附：满胀、少腹满痛）

心腹诸卒暴百病，若中恶客忤，心腹胀满，卒痛如锥刺，气急口噤，停尸卒死者，三物备急圆。心腹卒中痛者，茈胡桂枝汤。治中恶，心痛腹胀，大便不通，走马汤。

上三法，心腹卒痛证。

腹中寒气，雷鸣切痛，胸胁逆满，呕吐者，附子粳米汤。心胸中大寒痛，呕不能饮食，腹中寒，上冲皮起，出见有头足，上下痛而不可触近，大建中汤。伤寒五六日，中风，往来寒热，胸胁苦满，默默不欲饮食，心烦喜呕，或腹中痛者，小茈胡汤。诸黄，腹痛而呕者，同方。伤寒，胸中有热，胃中有邪气，腹中痛，欲呕吐者，黄连汤。

上五法，腹中痛、呕吐证。

妇人怀妊，腹中疞痛，当归芍药散。妇人腹中诸疾痛者，同方。妇人有漏下，或妊娠下血，若腹中痛者，芎归胶艾汤。产后腹痛，烦满不得卧，枳实芍药散。产后腹痛，以枳实芍药散；不愈者，此为腹中有干血著脐下，下瘀血汤。

上五法，妇人腹中痛证。

寒疝腹中痛，逆冷，手足不仁，若身疼痛，灸刺诸药不能治，乌头桂枝汤。腹痛云云，寒疝，远脐苦痛，发则自汗出，手足厥冷，大乌头煎。寒疝，腹中绞痛，拘急不得转侧，发作有时，使人阴缩，手足厥逆，乌头汤。寒疝，腹中痛，及胁痛里急者，当归生姜羊肉汤。产后腹中疠痛，并治寒疝，同方。

上五法，寒疝腹中痛证。

伤寒，腹中急痛者，先与小建中汤，不差者，与小茈胡汤。虚劳里急，悸，衄，腹中痛，梦失精，四肢酸痛，手足烦热，咽干口燥，小建中汤。妇人腹中痛，同方。治妇人产后，虚赢不足，腹中刺痛不止，吸吸少气，或苦少腹中急，摩痛引腰背，不能食饮，当归建中汤。

上四法，腹中里急痛证。

少阴病，至四五日，腹痛，小便不利，四肢沉重疼痛，自下利者，真武汤。少阴病，至四五日，腹痛，小便不利，下利不止，便脓血者，桃花汤。

上二法，腹痛、小便不利证。

发汗不解，腹满痛者，急下之，大承气汤。病腹中满痛者，此为实也，同方。大下后六七日，不大便，烦不解，腹满痛者，此有燥屎也，同方。本太阳病，医反下之，因尔腹满时痛者，桂枝加芍药汤。大实痛者，桂枝加大黄汤。痛而闭者，厚朴三物汤。阳明中风，脉弦浮大而短气，腹都满，胁下及心痛，小茈胡汤。

上七法，腹满痛证。

腹满不减，减不足言，大承气汤。少阴病六七日，腹胀，不大便者，同方。阳明病，脉迟，虽汗出不恶寒者，其身必重，短气，腹满而喘，有潮热者，此外欲解，可攻里也，同方。若腹大满不通者，可与小承气汤。病腹满，发热十日，脉浮而数，饮食如故，厚朴七物汤。伤寒吐后，腹胀满者，调胃承气汤。太阳病，过经十余日，心下温温欲吐，而胸中痛，大便反溏，腹微满，郁郁微烦，同方。发汗后，腹胀满者，朴姜甘半参汤。腹满，口舌干燥，此膈间有水气，己椒苈黄丸。二阳合病，腹满身重，难以转侧，口不仁而面垢，谵语，遗尿，白虎汤。伤寒下后，心烦腹满，卧起不安者，栀子厚朴汤。下利腹胀满，身体疼痛者，先温里，乃攻其表：温里四逆汤，攻表桂枝汤。阳明病，脉浮而紧，咽燥口苦，腹满而喘，发热汗出，不恶寒，反恶热，身重，心中懊侬，舌上胎者，栀子豉汤。

上十二法，腹胀满或不大便证。

黄疸，腹满，小便不利而赤，自汗出，大黄硝石汤。伤寒七八日，身黄如橘子色，小便不利，腹微满者，茵陈蒿汤。黄疸病，小便色不变，欲自利，腹满而喘哕者，小半夏汤。黄家日晡所发热，而反恶寒，膀胱急，小腹满如水状，大便必黑，时溏者，硝矾散。

上四法，腹满、黄疸证。

太阳病不解，热结膀胱，其人如狂，血自下，下者愈，但少腹急结者，桃核承气汤。虚劳腰痛，小腹拘急，小便不利者，八味丸。脚气上入少腹，不仁者，同方。夫失精家小腹弦急，阴头寒，目眩发落，桂枝加龙骨牡蛎汤、天雄散。

上四法，小腹拘急证。

太阳病，重发汗而复下之，不大便五六日，舌上燥而渴，日晡所小有潮热，从心下至少腹硬满，而痛不可近者，大陷胸汤。伤寒有热，少腹满，应小便不利，今反利者，为有血也，抵当丸。太阳病六七日，表证仍在，脉微而沉，不结胸，其人发狂者，以热在下焦，少腹当硬满，小便自利者，下血乃愈，抵当汤。太阳病，身黄，脉沉结，少腹硬，小便不利者，为无血也；小便自利，其人如狂者，血证谛也，同方。产后七八日，无太阳证，少腹坚痛，此恶露不尽，不大便，烦躁发热云云，大承气汤。带下经水不利，少腹满痛，经一月再见者，土瓜根散。妇人少腹满如敦状，小便微难而不渴，生后者，此为水与血俱结在血室也，大黄甘遂汤。肠痈者，小腹肿痞，按之即痛如淋，小便自调，时时发热，自汗出，复恶寒，大黄牡丹汤。伤寒表不解，心下有水气，干呕，发热而咳，或小便不利，小腹满或喘者，小青龙汤。

上九法，少腹满痛有瘀血证。

结胸门（附：胸痹）

伤寒六七日，结胸，热实，脉沉而紧，心下痛，按之石硬者，大陷胸汤。伤寒五六日，呕而发热者云云，若心下满而硬痛者，此为结胸也，同方。太阳病，脉浮而动数，膈内拒痛，短气躁烦，心中懊恼，心下因硬，则为结胸，同方。伤寒十余日，热者结在里，复往来寒热者，与大茈胡汤。但结胸，无大热者，此为水结在胸胁也，同方。结胸者，项亦强，如柔痉状，下之则和，大陷胸丸。小结胸病，正在心下，按之则痛，小陷胸汤。病在阳，应以汗解之云云，寒实结胸，无热证者，同方、白散。病人手足厥冷，脉乍紧者，邪结在胸中，心中满而烦，饥不能食者，当须吐之，瓜蒂散。病如桂枝证，头不痛，项不强，胸中痞硬，气上冲咽喉不得息者，同方。

上九法，结胸证。

胸痹，胸中气塞短气者，茯苓杏仁甘草汤。胸痹，胸中气塞短气者，橘皮枳实生姜汤。胸痹，心中痞，留气结在胸，胸满胁下，逆抢心，枳实薤白桂枝汤。同证，人参汤。胸痹缓急者，薏苡附子散。胸痹，不得卧，心痛彻背者，栝蒌薤白半夏汤。胸痹之病，喘息咳唾，胸背痛，短气者，栝蒌薤白白酒汤。

上七法，胸痹证。

心下痞硬门（附：痞、心中痞、坚满）

伤寒中风，医反下之，其人下利，日数十行，谷不化，腹中雷鸣，心下痞硬而满，干呕，心烦不得安，甘草泻心汤。伤寒汗出，解之后，胃中不和，心下痞硬，干呕噫，食臭，胁下有水气，腹中雷鸣，下利者，生姜泻心汤。呕而肠鸣，心下痞者，半夏泻心汤。伤寒五六日，呕而发热，茈胡证具云云，若心下满而硬痛者，此为结胸也，大陷胸汤主之；但满而不痛者，为痞，半夏泻心汤。呕，心下痞硬者，大半夏汤。伤寒发汗，若吐、若下，解后，心下痞硬，噫气不除者，旋覆花代赭石汤。太阳病，外证未除，而数下之，遂协热而利，利下不止，心下痞硬者，桂枝人参汤。伤寒发热，汗出不解，心下痞硬，呕吐而下利者，大茈胡汤。伤寒服汤药，下利不止，心下痞硬，服泻心汤已，复以他药下之，利不止，医以理中与之，利益甚，赤石脂禹余粮汤。太阳中风，下利呕逆，表解者，乃可攻之，其人絷絷汗出，发作有时，头痛，心下痞硬满，引胁下痛，干呕短气，汗出不恶寒者，十枣汤。

上十法，心下痞硬、呕、下利证。

卒呕吐，心下痞，膈间有水，眩悸者，小半夏加茯苓汤。心下痞，按之濡者，大黄黄连泻心汤。伤寒大下后，复发汗，心下痞，恶寒者，表未解也，表解乃可攻痞，攻痞泻心汤，攻表桂枝汤。妇人吐涎沫，医反下之，心下即痞，当先治其吐涎沫，小青龙汤主之；涎沫止，乃治痞，泻心汤。本以下之，故心下痞，与泻心汤；痞不解，其人渴而口燥，烦，小便不利者，五苓散。心下痞，而复恶寒汗出者，附子泻心汤。

上六法，心下痞证。

膈间支饮，其人喘满，心下痞坚，面色黧黑，其脉沉紧，得之数十日，医吐下之，不愈者，木防己汤、木防己去石膏加茯苓芒硝汤。心下坚，大如盘，边如旋杯，水饮所作，桂姜枣草黄辛附汤。同证，枳术汤。太阳病，脉浮而动数，短气躁烦，心中懊侬，心下因硬，则为结胸，大陷胸汤。伤寒五六日，呕而发热云云，若心下满而硬痛者，此为结胸也，同方。伤寒六七日，结胸，热实，脉沉而紧，心下痛，按之石硬者，同方。太阳病，重发汗而复下之，不大便五六日，舌上燥而渴，日晡所小有潮热，从心下至少腹硬满而痛，不可近，同方。病者脉伏，其人欲自利，利反快，虽利，心下续坚满，甘遂半夏汤。下利，按之心下硬者，急下之，大承气汤。

上九法，心下坚硬证。

按之心下满痛者，大柴胡汤。服桂枝汤或下之，仍头项强痛，翕翕发热，无汗，心下满，微痛，小便不利者，桂枝去桂加茯苓术汤。伤寒，若吐、若下后，心下逆满，气上冲胸，起则头眩，苓桂术甘汤。心下有痰饮，胸胁支满，目眩者，同方。心痛彻背，背痛彻心，赤丸。

上五法，心下满痛证。

胸痹，心中痞，留气结在胸，胸满胁下，逆抢心，人参汤。同证，枳实薤白桂枝汤。心中痞，诸逆，心悬痛者，桂枝枳实生姜汤。伤寒五六日，大下之后，身热不去，心中结痛者，栀子豉汤。

上四法，心下痞或痛证。

胸胁苦满门（附：痛）

伤寒五六日，中风，往来寒热，胸胁苦满，默默不欲饮食，心烦喜呕者，小茈胡汤。太阳病，十日以去，脉浮细，而嗜卧者，外已解也。设胸满、胁痛者，与茈胡汤；六脉俱浮者，与麻黄汤。阳明病，发潮热，大便溏，小便自可，胸胁满不去者，小茈胡汤。本太阳病不解，胁下硬满，干呕不能食，往来寒热，同方。伤寒四五日，身热，恶风，颈项强，胁下满，手足温而渴者，同方。阳明病，胁下硬满，不大便而呕，舌上白胎者，同方。伤寒十三日，不解，胸胁满而呕，日晡所发潮热，已而微利云云，先宜小茈胡汤以解外，后茈胡加芒硝汤。伤寒五六日，已发汗，而复下之，胸胁满微结，小便不利，渴而不呕，茈胡桂姜汤。腹中寒气，雷鸣切痛，胸胁逆满，呕吐者，附子粳米汤。心下有痰饮，胸胁支满，目眩者，苓桂术甘汤。

上十法，胸胁苦满或呕证。

支饮胸满者，厚朴大黄汤。呕而胸满者，吴茱萸汤。太阳病，下之后，脉促，胸满者，若恶寒者，加附子桂枝去芍药汤。咳而倚息云云，而反更咳，胸满者，苓甘五味姜辛汤。咳而胸满，振寒，脉数，咽干不渴，时出浊唾腥臭，久久吐脓如米粥者，为肺痈，桔梗汤。同证，桔梗白散。太阳与阳明合病，喘，胸满者，麻黄汤。伤寒八九日，下之，胸满，烦惊，小便不利，谵语，一身尽重，不可转侧者，此胡加龙骨牡蛎汤。肺痈，胸满胀，一身面目浮肿，鼻塞清涕出，不闻香臭酸辛，咳逆上气，喘鸣迫塞，葶苈大枣泻肺汤。

上九法，胸满或咳证。

夫有支饮家，咳烦胸中痛者，十枣汤。咳而引胁下痛者，同方。太阳中风，下利呕逆云云，头痛，心下痞硬满，引胁下痛，干呕短气，汗出不恶寒者，同方。太阳病，过经十余日，心下温温欲吐，而胸中痛，大便反溏，腹微满，郁郁微烦者，调胃承气汤。咳有微热，烦满，胸中甲错，是为肺痈，苇茎汤。发汗，若下之而烦热，胸中窒者，栀子豉汤。病人胸中似喘不喘，似呕不呕，似哕不哕，彻心中愦愦然无奈，生姜半夏汤。心胸中大寒痛，呕不能饮食，腹中寒，上冲皮起，出见有头足，上下痛而不可触近者，大建中汤。心胸中有停痰、宿水，自吐出水后，心胸间虚气满，不能食者，茯苓饮。胁下偏痛，发热，其脉紧弦者，大黄附子汤。病如桂枝证，头不痛，项不强，胸中痞硬，气上冲咽喉不得息者，当吐之，瓜蒂散。

上十一法，胸中痛或胁下痛证。

心下悸门 （附：脐下悸）

心下悸者，半夏麻黄丸。伤寒厥而心下悸者，茯苓甘草汤。发汗过多，其人叉手自冒心，心下悸，欲得按者，桂枝甘草汤。太阳病，发汗，汗出不解，其人仍发热，心下悸，头眩，身𥄉动，振振欲擗地者，真武汤。伤寒五六日，中风，往来寒热，胸胁苦满，默默不欲饮食，心烦喜呕，或心下悸，小便不利，小柴胡汤。卒呕吐，心下痞，膈间有水，眩悸者，小半夏加茯苓汤。

上六法，心下悸证。

伤寒二三日，心中悸而烦者，小建中汤。虚劳里急，悸，衄，腹中痛，梦失精，四肢酸痛，手足烦热，咽干口燥，同方。发汗后，其人脐下悸者，欲作奔豚，苓桂甘枣汤。假令瘦人脐下有悸，吐涎沫而癫眩，此水也，五苓散。

上四法，心中悸或脐下悸证。

恶寒门 （附：恶风、往来寒热、振寒）

太阳中风，啬啬恶寒，淅淅恶风，翕翕发热，鼻鸣干呕者，桂枝汤。太阳病，头痛发热，汗出恶风者，同方。阳明病，脉迟，汗出多，微恶寒者，同方。产后中风，续得之数十日不解，头微痛，恶寒，时时有热，心下闷，干呕，汗出者，同方。伤寒大下后，复发汗，心下痞，恶寒者，表未解也，不可攻痞，当先解表，表解乃可攻痞，解表桂枝汤，攻痞大黄黄连泻心汤。心下痞而复恶寒、汗出者，附子泻心汤。太阳病，脉浮而动数，头痛发热，微盗汗出，而反恶寒者，表未解也，医反下之，膈内拒痛，短气躁烦，心中懊侬，心下因硬，则为结胸，大陷胸汤。阳明病，脉迟，虽汗出不恶寒者云云，大承气汤主之；若汗多微恶寒者，外未解也，若腹大满不通者，小承气汤。肠痈者，小腹肿痞，按之即痛如淋，小便自调，时时发热，自汗出，复恶寒也，大黄牡丹汤。

上九法，恶寒发热、汗出证。

太阳中风，脉紧，发热恶寒，身疼痛，不汗出而烦躁，大青龙汤。伤寒六七日，发热，微恶寒，支节烦疼，微呕，心下支结，外证未去者，芘胡加桂枝汤。太阳病，发热恶寒，热多寒少，脉微弱者，桂枝二越婢一汤。太阳病，得之八九日，如疟状，发热恶寒，热多寒少，其人不呕，清便欲自可，一日二三度发，脉微缓者，为欲愈也，桂枝麻黄各半汤。

上四法，恶寒发热、不汗出证。

大汗出，热不去，内拘急，四肢疼，又下利厥逆而恶寒者，四逆汤。吐利汗出，发热恶寒，四肢拘急，手足厥冷者，同方。伤寒脉浮，自汗出，小便数，心烦，微恶寒，脚挛急，反与桂枝汤欲攻其表，此误也，得之便厥，咽中干，烦躁吐逆者，甘草干姜汤。发汗病不解，反恶寒者，芍药甘草附子汤。恶寒，脉微而复利，四逆加人参汤。太阳病，下之后，脉促，胸满而若恶寒者，桂枝去芍药加附子汤。少阴病，得之一二日，口中和，其背恶寒者，当灸之，附子汤。

上七法，汗、吐、下后恶寒或厥冷证。

黄家，日晡所发热而反恶寒，此为女劳得之。膀胱急，少腹满云云，硝矾散。谷疸之为病，寒热不食，食则头眩，心胸不安，久久发黄，茵陈蒿汤。里水者，一身面目黄肿，其脉沉，小便不利，恶风者，越婢加术汤。

上三法，恶寒发黄证。

太阳病，项背强几几，反汗出恶风者，桂枝加葛根汤。太阳病，发汗，遂漏不止，其人恶风，小便难，四肢微急，难以屈伸者，桂枝加附子汤。风湿相抟，骨节烦疼，掣痛不得屈伸，近之则痛剧，汗出短气，小便不利，恶风不欲去衣，身微肿者，桂枝甘草附子汤。风湿，脉浮，身重，汗出恶风者，防己黄芪汤。妊娠有水气，身重，小便不利，洒淅恶寒，起即头眩，葵子茯苓散。

上五法，汗出恶风证。

太阳病，头痛发热，身疼腰痛，骨节疼痛，恶风，无汗而喘者，麻黄汤。太阳病，项背强几几，无汗恶风者，葛根汤。

上二法，无汗恶风证。

太阳中热者，暍是也。汗出恶寒，身热而渴者，白虎加人参汤。伤寒无大热，口燥渴，心烦，背微恶寒者，同方。伤寒病，若吐、若下后，七八日不解，热结在里，表里俱热，时时恶风，大渴，舌上干燥而烦，欲饮水数升者，同方。

上三法，恶寒渴证。

伤寒五六日，中风，往来寒热，胸胁苦满，默默不欲饮食，心烦喜呕，小茈胡汤。伤寒四五日，身热恶风，颈项强，胁下满，手足温而渴者，同方。妇人中风七八日，续得寒热，发作有时，经水适断者，此为热入血室，同方。本太阳病不解，胁下硬满，干呕不能食，往来寒热者，同方。伤寒五六日，已发汗而复下之，胸胁满微结，小便不利，渴而不呕，但头汗出，往来寒热，心烦者，茈胡桂姜汤。疟，寒多微有热，或但寒不热者，同方。伤寒十余日，热结在里，复往来寒热者，大茈胡汤。疟，多寒者名牡疟，蜀漆散。牡疟，牡蛎汤。

上九法，寒热往来及疟证。

咳而胸满，振寒，咽干不渴，时出浊唾腥臭，久久吐脓如米粥者，桔梗汤。同证，桔梗白散。

上二法，振寒证。

厥冷门（附：厥逆）

吐利汗出，发热恶寒，四肢拘急，手足厥冷者，四逆汤。

大汗出、大下利而厥冷者，同方。呕而脉弱，小便复利，身有微热，见厥者，同方。大汗出，热不去，内拘急，四肢疼，又下利，厥逆而恶寒者，同方。下利清谷，里寒外热，汗出而厥者，通脉四逆汤。少阴病，下利清谷，里寒外热，手足厥逆，脉微欲绝，身反不恶寒，同方。吐已下断，汗出而厥，四肢拘急不解，脉微欲绝者，通脉四逆加猪汁汁汤。少阴病，下利脉微者，与白通汤；利不止，厥逆无脉，干呕烦者，白通加猪胆汁汤。少阴病，吐利，手足厥冷，烦躁欲死者，吴茱萸汤。

上九法，手足厥冷、吐利证。

寒疝，腹中绞痛，拘急不得转侧，发作有时，使人阴缩，手足厥逆，乌头汤。寒疝绕脐苦痛，发则自汗出，手足厥冷，其脉沉弦者，大乌头煎。寒疝，腹中痛，逆冷，手足不仁，若身疼痛，乌头桂枝汤。寒气厥逆者，赤丸。

上四法，寒疝厥逆证。

病人手足厥冷，脉乍紧者，邪结在胸中，心中满而烦，瓜蒂散。干呕，哕，若手足厥者，橘皮汤。咳逆云云，手足厥逆，气从小腹上冲胸咽，手足痹，其面翕然如醉状，因复下流阴股，小便难，时复冒者，苓桂五味甘草汤。伤寒，脉滑而厥者，里有热也，白虎汤。手足厥寒，脉细欲绝者，当归四逆汤。

上五法，手足厥冷证。

伤寒，厥而心下悸者，茯苓甘草汤。伤寒脉浮，自汗出，小便数，心烦，微恶寒云云，得之便厥，咽中干烦躁，吐逆者，甘草干姜汤。厥而皮水者，蒲灰散。蚘厥者，乌梅圆。少阴病，饮食入口则吐，心中温温欲吐，复不能吐，始得之，手足寒，脉弦迟者云云，若膈上有寒饮，干呕者，四逆汤。少阴病，身体痛，手足寒，骨节痛，脉沉者，附子汤。

上六法，厥或手足寒证。

烦 门

太阳病，初服桂枝汤，反烦，不解者，先刺风池、风府，却与桂枝汤则愈，桂枝汤。伤寒发汗解，半日许复烦者，同方。伤寒八九日，下之，胸满烦惊，小便不利，谵语，一身尽重，不可转侧者，茈胡加龙骨牡蛎汤。伤寒二三日，心中悸而烦者，小建中汤。虚劳里急，悸，衄，腹中痛，梦失精，四肢酸痛，手足烦热，咽干口燥者，同方。少阴病，下利脉微者，与白通汤；利不止，厥逆无脉，干呕烦者，白通加猪胆汁汤。夫有支饮家，咳烦胸中痛者，十枣汤。咳有微热，烦满，胸中甲错，是为肺痈，苇茎汤。

上八法，烦证。

火逆下之，因烧针烦躁者，桂枝甘草龙骨牡蛎汤。太阳中风，脉紧，发热恶寒，身疼痛，不汗出而烦躁，大青龙汤。发汗，若下之，病仍不解，烦躁者，茯苓四逆汤。少阴病，吐利，手足厥冷，烦躁者，吴茱萸汤。黄汗之病云云，剧者不能食，身疼重，烦躁，小便不利，桂枝加黄芪汤。得病二三日，脉弱，无太阳此胡证，烦躁，心下硬云云，小承气汤、大承气汤。产后七八日，无太阳证，少腹坚痛，此恶露不尽，不大便，烦躁发热云云，同方。大下后，六七日不大便，烦不解，腹满痛者，同方。阳明病下之，心中懊侬而烦，胃中有燥屎者，同方。太阳病，脉浮而动数，膈内拒痛，短气躁烦，心中懊侬，心下因硬，则为结胸，大陷胸汤。

上十法，烦躁证。

虚劳虚烦不得眠者，酸枣仁汤。发汗、吐下后，虚烦不得眠，若剧者，必反复颠倒，心中懊侬，栀子豉汤。下利后更烦，按之心中濡者，为虚烦，同方。下之后，复发汗，昼日烦躁不得眠，夜而安静，不呕不渴，无表证，干姜附子汤。伤寒脉浮，自汗出，小便数，心烦，微恶寒，脚挛急云云，得之便厥，咽中干烦躁，吐逆者，甘草干姜汤。产后腹痛，烦满不得卧者，枳实芍药散。妇人病，饮食如故，烦热不得卧，而反倚息者，但利小便则愈，八味丸。

上七法，烦躁不得眠证。

伤寒下后，心烦，腹满，卧起不安者，栀子厚朴汤。少阴病，下利六七日，咳而呕渴，心烦不得眠者，猪苓汤。少阴病，得之二三日以上，心中烦，不得卧者，黄连阿胶汤。阳明病，不吐不下，心烦者，调胃承气汤。病人手足厥冷，脉乍紧者，邪结在胸中，心中满而烦，饥不能食者，瓜蒂散。伤寒中风，医反下之，其人下利，日数十行，谷不化，腹中雷鸣，心下痞硬而满，干呕，心烦不得安，甘草泻心汤。伤寒五六日，已发汗而复下之，胸胁满微结，小便不利，渴而不呕，但头汗出，往来寒热，心烦者，此胡桂姜汤。少阴病，下利，咽痛，胸满心烦者，猪肤汤。伤寒五六日，中风，往来寒热，胸胁苦满，默默不欲饮食，心烦，喜呕，或胸中烦而不呕者，小苗胡汤。

上九法，心烦证。

服桂枝汤，大汗出后，大烦渴不解，脉洪大者，白虎加人参汤。伤寒病，若吐、若下后，七八日不解，热结在里，表里俱热，时时恶风，大渴，舌上干燥而烦，欲饮水数升者，同方。伤寒无大热，口燥渴，心烦，背微恶寒者，同方。发汗已，脉浮数，烦渴者，五苓散。中风发热，六七日不解而烦者，有表里证，渴欲饮水，水入则吐者，同方。本以下之，故心下痞，与泻心汤，痞不解，其人渴而口燥烦，小便不利者，同方。病在阳，应以汗解之，反以冷水潠之，若灌之，其热被劫不得去，弥更益烦，肉上粟起，意欲饮水，反不渴者，服文蛤散；不差者，五苓散。

上七法，烦渴证。

伤寒八九日，风湿相抟，身体疼烦，不能自转侧，不呕，不渴，桂枝附子汤。风湿相抟，骨节烦疼，掣痛不得屈伸，近之则痛剧，汗出短气，小便不利，恶风不欲去衣，桂枝甘草附子汤。湿家身烦疼，麻黄加术汤。伤寒六七日，发热，微恶寒，支节烦疼，微呕，心下支结，柴胡加桂枝汤。温疟者，其脉如平，身无寒，但热，骨节疼烦，时呕，白虎加桂枝汤。

上五法，烦疼证。

病人烦热，汗出则解，又如疟状，日晡所发热，脉实者，宜下之；脉浮虚者，宜发汗，大承气汤、桂枝汤。妇人在草蓐，自发露得风，四肢苦烦热，头痛者，与小柴胡汤；头不痛但烦者，三物黄芩汤。发汗，若下之，而烦热，胸中窒者，栀子豉汤。

上三法，烦热证。

太阳病，过经十余日云云，柴胡证仍在者，先与小柴胡汤；呕不止，心下急，郁郁微烦者，大柴胡汤。太阳病，若吐、若下、若发汗，微烦，小便数，大便因硬者，小承气汤。太阳病，过经十余日，心下温温欲吐，而胸中痛，大便反溏，腹微满，郁郁微烦者，调胃承气汤。伤寒，医以丸药大下之，身热不去，微烦者，栀子干姜汤。

上四法，微烦证。

汗出门（附：黄汗、盗汗）

太阳病，头痛发热，汗出恶风者，桂枝汤。太阳中风，汗自出，啬啬恶寒，淅淅恶风，翕翕发热，同方。太阳病，发热汗出者，同方。阳明病，脉迟，汗出多，微恶寒者，同方。产后中风，续得之数十日不解，头微痛，恶寒，时时有热，心下闷，干呕，汗出者，同方。病常自汗出者，同方。病人脏无他病，时发热，自汗出者，同方。病人烦热，汗出则解，又如疟状，日晡所发热者，脉实者，宜下之，与大承气汤；脉浮虚者，宜发汗，桂枝汤。服桂枝汤，大汗出，脉洪大者，与桂枝汤如前法；若形如疟，日再发者，汗出必解，桂枝二麻黄一汤。太阳病，项背强几几，反汗出恶风者，桂枝加葛根汤。太阳病发汗，遂漏不止，其人恶风，小便难，四肢微急，难以屈伸者，桂枝加附子汤。风湿相抟，骨节烦疼，掣痛不得屈伸，近之则痛剧，汗出短气，小便不利，恶风，桂枝甘草附子汤。心下痞，而复恶寒汗出者，附子泻心汤。风湿，脉浮身重，汗出恶风者，防己黄芪汤。

上十四法，汗出恶风、发热证。

凡柴胡汤病证而下之，若柴胡证不罢者，复与柴胡汤，必蒸蒸而振，却发热，汗出而解。阳明病，胁下硬满，不大便而呕云云，身濈然而汗出解也，同方。伤寒发热，汗出不解，心下痞硬，呕吐而下利者，大茈胡汤。阳明病，发热汗出多者，急下之，大承气汤。太阳病发汗，汗出不解，其人仍发热，心下悸，头眩，身瞤动欲擗地者，真武汤。太阳中风，下利呕逆，表解者，乃可攻之，其人漐漐汗出，发作有时，头痛，心下痞硬满，引胁下痛，干呕短气，汗出，不恶寒，十枣汤。

上六法，汗出、发热证。

太阳中热者，暍是也。汗出恶寒，身热而渴，白虎加人参汤。服桂枝汤，大汗出后，大烦渴不解，脉洪大者，同方。太阳病，发汗后，大汗出，胃中干燥，不得眠，欲饮水者，少少与饮之，令胃气和则愈。若脉浮，小便不利，微热消渴者，五苓散。太阳病，其人发热汗出，复恶寒，不呕云云，渴者，同方。伤寒汗出而渴者，五苓散主之；不渴者，茯苓甘草汤。

上五法，汗出、渴证。

汗出谵语者，以有燥屎在胃中也，大承气汤。二阳并病，太阳证罢，但发潮热，手足漐漐汗出，大便难而谵语者，同方。阳明病，其人多汗，以津液外出，胃中燥，大便必硬，硬则谵语，小承气汤。

上三法，汗出、谵语证。

发汗后，不可更行桂枝汤，汗出而喘，无大热者，麻黄杏仁甘草石膏汤。下后，不可更行桂枝汤，汗出而喘，无大热者，同方。阳明病，脉迟，虽汗出不恶寒者，其身必重，短气，腹满而喘，有潮热者，此外欲解，可攻里也，汗多，微发热，恶寒，若腹大满不通者，小承气汤。阳明病，脉浮而紧，咽燥口苦，腹满而喘，发热汗出，不恶寒，反恶热，身重，心中懊侬，舌上胎者，栀子豉汤。

上四法，汗出、喘证。

吐利汗出，发热恶寒，四肢拘急，手足厥冷者，四逆汤。既吐且利小便，复利而大汗出，下利清谷，内寒外热，脉微欲绝者，同方。下利清谷，里寒外热，汗出而厥者，通脉四逆汤。吐已下断，汗出而厥，四肢拘急不解，脉微欲绝者，通脉四逆加猪胆汁汤。

上四法，汗出、吐利、厥冷证。

风水，恶风，一身悉肿，脉浮，不渴，续自汗出，无大热，越婢汤主之；恶风者，加附子。肠痈者，小腹肿，按之即痛如淋，小便自调，时时发热，自汗出，复恶寒也，大黄牡丹汤。伤寒脉浮，自汗出，小便数，心烦，微恶寒，脚挛急，反与桂枝汤欲攻其表，此误也。得之便厥，咽中干，烦躁吐逆者，甘草干姜汤、芍药甘草汤。二阳合病，腹满身重，难以转侧，口不仁而面垢，谵语，遗尿，若自汗出者，白虎汤。寒疝，绕脐苦痛，发则自汗出，手足厥冷，其脉沉弦者，大乌头煎。阳明病，自汗出，若发汗，小便自利者，此为津液内竭，虽硬不可攻之，当须自欲大便，蜜煎导、大猪胆汁方。

上六法，自汗出证。

黄汗之病，身体肿，发热，汗出而渴，状如风水，汗沾衣，色正黄如柏汁，脉自沉，黄芪桂枝苦酒汤。黄汗之病云云，从腰以上必汗出，下无汗，腰髋弛痛，如有物在皮中状，桂枝加黄芪汤。黄疸，腹满，小便不利而赤，自汗出，此为表和里实，大黄硝石汤。阳明病，发热汗出，此为热越，不能发黄也；但头汗出，身无汗，剂颈而还，小便不利，渴引水浆者，此瘀热在里，身必发黄，茵陈蒿汤。

上四法，黄汗证。

伤寒五六日，已发汗而复下之，胸胁满微结，小便不利，渴而不呕，但头汗出，往来寒热，心烦者，茈胡桂姜汤。太阳病，脉浮而动数云云，头痛发热，微盗汗出，而反恶寒云云，心下因硬，则为结胸，大陷胸汤。伤寒十余日，热结在里，复往来寒热者，与大茈胡汤。但结胸，无大热者，此为水结在胸胁，但头微汗出者，同方。产妇郁冒，其脉微弱，不能食，大便反坚，但头汗出，小茈胡汤。风水，脉浮，为在表，其人或头汗出，表无他病，病者但下重，从腰以上为和，腰以下当肿及阴，难以屈伸，防己黄芪汤。阳明病下之，其外有热，手足温，不结胸，心中懊侬，饥不能食，但头汗出者，栀子豉汤。

上六法，头汗出证

身疼痛门（附：骨节痛）

少阴病，身体、手足寒，骨节痛，脉沉者，附子汤。病历节不可屈伸、疼痛者，乌头汤。脚气疼痛，不可屈伸，同方。寒疝腹中绞痛，拘急不得转侧，发作有时，使人阴缩，手足厥逆，同方。寒疝腹中痛，逆冷，手足不仁，若身疼痛，灸刺诸药不能治，乌头桂枝汤。少阴病，二三日不已，至四五日，腹痛，小便不利，四肢沉重、疼痛，自下利者，真武汤。发汗后，身疼痛，脉沉迟者，桂枝加芍药人参生姜汤。霍乱，头痛发热，身疼痛，热多欲饮水者，五苓散主之；寒多不用水者，理中丸。病者一身尽疼，发热，日晡所剧者，麻黄杏仁薏苡甘草汤。病发热头痛，脉反沉，若不差，身体疼痛，四逆汤。

上十法，身疼痛或腹痛证。

下利后，身疼痛，清便自调者，急当救表，桂枝汤。吐利止而身疼痛不休者，同方。下利，腹胀满，身体疼痛者，先温其里，乃四逆汤；攻其表，桂枝汤。伤寒，医下之，续得下利清谷不止，身疼痛者，急当救里，后身疼痛，清便自调者，急当救表，同方。

上四法，下利、身疼痛证。

太阳病，头痛发热，身疼腰痛，骨节疼痛，恶风，无汗而喘者，麻黄汤。太阳病，脉浮紧，无汗发热，身疼痛，八九日不解，同方。太阳中风，脉紧，发热恶寒，身疼痛，不汗出而烦躁者，大青龙汤。

上三法，无汗、身疼痛证。

太阳病发汗，遂漏不止，其人恶风，小便难，四肢微急，难以屈伸者，桂枝加附子汤。大汗出，热不去，内拘急，四肢疼，又下利，厥逆而恶寒者，四逆汤。黄汗之病，从腰以上必汗出，下无汗，腰髋弛痛，如有物在皮中状，剧者不能食，身疼重，烦躁，小便不利，桂枝加黄芪汤。其人身体重，腰中冷如坐水中，形如水状云云，苓姜术甘汤。

上四法，汗出、身疼痛证。

风湿相抟，骨节烦疼，掣痛不得屈伸，近之则痛剧，汗出短气，小便不利，恶风，桂枝甘草附子汤。伤寒八九日，风湿相抟，身体疼烦，不能自转侧，不呕，不渴，若其人大便硬，小便自利者，桂枝附子去桂加术汤。湿家身烦疼，麻黄加术汤。伤寒六七日，发热，微恶寒，支节烦疼，微呕，心下支结，外证未去者，此胡加桂枝汤。温疟者，其脉如平，身无寒，但热，骨节疼烦，时呕者，白虎加桂枝汤。

上五法，骨节烦疼证。

头痛门

太阳病，头痛发热，汗出恶风者，桂枝汤。伤寒，不大便六七日，头痛有热者，与承气汤；其小便清者，知不在里，仍在表也，当须发汗，宜桂枝汤。产后中风，续得之数十日不解，头微痛，恶寒，时时有热，可与阳旦汤。妇人在草蓐，自发露得风，四肢苦烦热，头痛者，小茈胡汤。干呕，吐涎沫，头痛者，吴茱萸汤。太阳病，脉浮而动数，头痛发热，微盗汗出，而反恶寒者，表未解也，膈内拒痛，心下因硬，则为结胸，大陷胸汤。病发热头痛，脉反沉者，若不差，身体疼痛，当救其里，四逆汤。太阳中风，下利呕逆，表解者，乃可攻之，其人漐漐汗出，发作有时，头痛，心下痞硬满，引胁下痛，十枣汤，头风摩散一方。霍乱，头痛发热，身疼痛，热多欲饮水者，五苓散主之；寒多不用水者，理中丸。

上十法，头痛证。

颈项强门

伤寒四五日，身热恶风，颈项强，胁下满，手足温而渴者，小茈胡汤。得病六七日，脉迟浮弱，恶风寒，手足温，医二三下之，不能食，而胁下满痛，面目及身黄，颈项强，小便难者，同方。结胸者，项亦强，如柔痉状，下之则愈，大陷胸丸。服桂枝汤或下之，仍头项强痛，翕翕发热，无汗，心下满微痛，小便不利者，桂枝去桂加茯苓术汤。

上四法，颈项强证。

太阳病，项背强几几，无汗恶风者，葛根汤。太阳病，项背强几几，反汗出恶风者，桂枝加葛根汤。太阳病，其证备，身体强几几，然脉反沉迟，此为痉，栝蒌桂枝汤。

上三法，项背强证。

渴门（附：口干舌燥）

渴欲饮水不止者，文蛤散。伤寒，汗出而渴者，五苓散。霍乱，头痛发热，身疼痛，热多欲饮水者，同方。太阳病，小便数者，大便必硬，不更衣，十日无所苦也，渴欲饮水，少少与之，但以法救之，渴者，同方。病在阳，应以汗解之，反以冷水潠之，若灌之，其热被劫不得去，弥更益烦，肉上粟起，意欲饮水，反不渴者，服文蛤散；若不差者，五苓散。疟病发渴者，茈胡去半夏加栝蒌汤。下利，欲饮水者，以有热故也，白头翁汤。伤寒四五日，身热恶风，颈项强，胁下满，手足温而渴者，小茈胡汤。伤寒五六日，中风，往来寒热，胸胁苦满，默默不欲饮食，心烦喜呕，或渴者，同方。肺痿，咳唾涎沫不止，咽燥而渴者，生姜甘草汤。太阳病，重发汗而复下之，不大便五六日，舌上燥而渴，日晡所小有潮热，大陷胸汤。黄汗之为病，身体肿，发热，汗出而渴，状如风水，汗沾衣，黄芪桂枝苦酒汤。

上十二法，渴欲饮水证。

　　胃反，吐而渴欲饮水者，茯苓泽泻汤。吐后，渴欲得水而贪饮者，文蛤汤。伤寒表未解，心下有水气，干呕，发热而咳，或渴，小青龙汤。先渴后呕，为水停心下，小半夏加茯苓汤。少阴病，下利六七日，咳而呕，渴，心烦不得眠者，猪苓汤。呕吐而病在膈上，后思水者，猪苓散。中风发热，六七日不解而烦，有表里证，渴欲饮水，水入则吐，名曰水逆，五苓散。

　　上七法，呕吐、渴证。

　　小便不利者，有水气，其人若渴者，栝蒌瞿麦丸。若脉浮发热，渴欲饮水，小便不利者，猪苓汤。太阳病，发汗后，大汗出，胃中干，烦躁不得眠，欲饮水者，少少与饮之，令胃气和则愈，若脉浮，小便不利，微热，消渴者，五苓散。本以下之，故心下痞，与泻心汤。痞不解，其人渴而口燥烦，小便不利者，同方。发汗已，脉浮数，烦渴者，同方。男子消渴，小便反多，以饮一斗，小便一斗，八味丸。

　　上六法，渴、小便不利证。

　　服桂枝汤，大汗出，后大烦渴不解，脉洪大者，白虎加人参汤。伤寒病，若吐、若下后，七八日不解，热结在里，表里俱热，时时恶风，大渴，舌上干燥而烦，欲饮水数升者，同方。伤寒无大热，口燥渴，心烦，背微恶寒者，同方。太阳中热者，暍是也，汗出恶寒，身热而渴，同方。伤寒脉浮，发热无汗，其表不解者，不可与白虎汤，渴欲饮水，无表证者，同方。阳明病，脉浮而紧，咽燥口苦，腹满而喘，发热汗出，不恶寒，反恶热，身重，若渴欲饮水，口干舌燥者，同方。

上六法，大烦渴引饮证。

虚劳里急，悸，衄，腹中痛，梦失精，四肢酸痛，手足烦热，咽干口燥者，小建中汤。少阴病，得之二三日，口燥咽干者，急下之，大承气汤。少阴病，自利清水，色纯青，心下必痛，口干燥者，急下之，同方。伤寒脉浮，自汗出，小便数，心烦，微恶寒，脚挛急云云，便厥，咽中干，烦躁吐逆者，甘草干姜汤。咳而胸满，振寒，脉数，咽干不渴，时出浊唾腥臭，久久吐脓，桔梗汤。同证，桔梗白散。腹满，口舌干燥，此膈间有水气，己椒苈黄丸。阳明病，脉浮而紧，咽燥口苦，腹满而喘，发热汗出，不恶寒，反恶热，心中懊侬，舌上胎者，栀子豉汤。

上八法，口舌咽干燥证。

头眩门 （附：冒眩）

伤寒，若吐、若下后，心下逆满，气上冲胸，起则头眩者，苓桂术甘汤。心下有痰饮，胸胁支满，目眩者，同方。太阳病，发汗，汗出不解，其人仍发热，心下悸，头眩，身瞤动，振振欲擗地者，真武汤。谷疸之为病，寒热不食，食则头眩，心胸不安，久久发黄，茵陈蒿汤。妊娠有水气，身重，小便不利，洒淅恶寒，起即头眩，葵子茯苓散。

上五法，头眩证。

假令瘦人，脐下有悸，吐涎沫而癫眩，此水也，五苓散。心下有支饮，其人若冒眩，泽泻汤。卒呕吐，心下痞，膈间有水，眩悸者，小半夏加茯苓汤。夫失精家，小腹弦急，阴头寒，目眩，发落者，桂枝加龙骨牡蛎汤。发汗过多，其人又手自冒心，心下悸，欲得按之者，桂枝甘草汤。咳逆，倚息不得卧，小青龙汤主之。手足厥逆，气从小腹上冲胸咽，手足痹，时复冒者，苓桂五味甘草汤。病人小便不利，大便乍难乍易，时有微热，喘冒不得卧者，有燥屎也，大承气汤。

上七法，冒眩、悸证。

里急门（附：拘挛痛）

伤寒，腹中急痛者，先与小建中汤；不愈者，与小茈胡汤主之。虚劳里急，悸，衄，腹中痛，梦失精，四肢酸痛，小建中汤。虚劳里急，诸不足，黄芪建中汤。寒疝，腹中痛及胁痛里急者，当归生姜羊肉汤。夫失精家，少腹弦急，阴头寒，目眩发落者，桂枝加龙骨牡蛎汤、天雄散。太阳病发汗，遂漏不止，其人恶风，小便难，四肢微急，难而屈伸者，桂枝加附子汤。太阳病，过经十余日云云，呕不止，心下急，郁郁微烦者，大茈胡汤。太阳病不解，热结膀胱，其人如狂，血自下，下者愈，但少腹急结者，桃核承气汤。黄家，日晡所发热而反恶寒，此为女劳得之。膀胱急，少腹满，身尽黄，其腹胀如水状，大便必溏，硝矾散。

上九法，里急痛证。

大汗出，热不去，内拘急，四肢疼，又下利，厥逆而恶寒者，四逆汤。吐利汗出，发热恶寒，四肢拘急，手足厥冷者，同方。吐已下断，汗出而厥，四肢拘急不解，脉微欲绝者，通脉四逆加猪胆汁汤。寒疝，腹中绞痛，拘急不得转侧，发作有时，使人阴缩，手足厥逆，乌头汤。虚劳，腰痛，小腹拘急，小便不利者，八味丸。

上五法，拘急、厥逆证。

伤寒脉浮，自汗出，小便数，心烦，微恶寒，脚挛急，芍药甘草汤。痉为病，胸满，口噤，卧不著席，脚挛急，必齘齿，大承气汤。

上二法，挛急证。

转筋之为病，其人臂脚直，脉上下行，微弦，转筋入腹者，鸡屎白散。

上一法，转筋证。

喘门（附：咳嗽）

喘家作，桂枝加厚朴杏仁佳。太阳病，下之微喘者，表未解故也，桂枝加厚朴杏仁汤。黄疸病，小便色不变，欲自利，腹满而喘哕者，小半夏汤。胸痹之病，喘息咳唾，胸背痛，短气，栝蒌薤白白酒汤。病人胸中似喘不喘，似呕不呕，似哕不哕，彻心中愦愦然无奈，生姜半夏汤。伤寒，若吐、若下后，不解大便五六日，发潮热，微喘，直视，脉弦者，大承气汤。病人小便不利，大便乍难乍易，时有微热，喘冒不能卧者，有燥屎也，同方。

上七法，喘证。

太阳病，头痛发热，身疼腰痛，骨节疼痛，恶风，无汗而喘者，麻黄汤。阳明病，脉浮，无汗而喘者，同方。太阳与阳明合病，喘而胸满者，同方。

上三法，无汗喘证。

发汗后，不可更行桂枝汤，汗出而喘，无大热者，麻黄杏仁甘草石膏汤。下后，不可更行桂枝汤，汗出而喘，无大热者，同方。太阳病，桂枝证，医反下之，利遂不止，喘而汗出者，葛根黄连黄芩汤。阳明病，脉迟，虽汗出不恶寒者，其身必重，短气，腹满而喘，有潮热，大承气汤。阳明病，脉浮而紧，咽燥口苦，腹满而喘，发热汗出云云，心中懊恼，舌上胎者，栀子豉汤。

上五法，汗出喘证。

伤寒表未解，心下有水气，干呕，发热而咳，或喘者，小青龙汤。伤寒，心下有水气，咳而微喘，发热不渴者，同方。咳逆，倚息不得卧，小青龙汤主之云云，反更咳，胸满者，用桂苓五味甘草汤去桂加干姜、细辛，以治其咳、满。咳而上气，此为肺胀，其人喘，目如脱状，脉浮大者，越婢加半夏汤。伤寒五六日，中风，往来寒热，胸胁苦满，默默不欲饮食，心烦喜呕，或咳者，小柴胡汤。少阴病，二三日不已，至四五日，腹痛，小便不利，四肢沉重疼痛，或咳者，真武汤。咳家其脉弦，为有水，十枣汤。夫有支饮家，咳烦胸中痛者，同方。咳逆上气，时时唾浊，但坐不得眠，皂荚丸。

上九法，咳喘或发热证。

咳而胸满，振寒，脉数，咽干不渴，时出浊唾腥臭，久久吐脓如米粥者，为肺痈，桔梗汤。同证，桔梗白散。肺痈，喘不得卧者，葶苈大枣汤。肺痈，胸满胀，一身面目浮肿，鼻塞清涕出，不闻香臭酸辛，咳逆上气，喘鸣迫塞，同方。咳有微热，烦满，胸中甲错，是为肺痈，苇茎汤。肺痿，咳唾涎沫不止，咽燥而渴者，生姜甘草汤。

上六法，肺痈咳喘证。

诸黄门

黄疸病，茵陈五苓散。诸黄，瓜蒂汤。黄疸，麻黄醇酒汤。诸黄，猪膏发煎。伤寒，身黄发热者，栀子柏皮汤。诸黄家病，但利其小便，假令脉浮，当以汗解之，桂枝加黄芪汤。黄家，日晡所发热而反恶寒，此为女劳得之。膀胱急，少腹满，身尽黄，硝矾散。谷疸之为病，寒热不食，食则头眩，心胸不安，久久发黄，茵陈蒿汤。

上八法，黄疸发热证。

黄疸，腹满，小便不利而赤，自汗出，大黄硝石汤。伤寒七八日，身黄如橘子色，小便不利，腹微满者，茵陈蒿汤。阳明病，发热汗出，此为热越，不能发黄也；但头汗出，身无汗，剂颈而还，小便不利，渴引水浆者，此为瘀热在里，身必发黄，同方。里水者，一身面目黄肿，其脉沉，小便不利，故令病水，越婢加术汤。得病六七日，脉迟浮弱，恶风寒，手足温，医二三下之，不能食，而胁下满痛，面目及身黄，颈项强，小便难者，小柴胡汤。

上五法，身黄、小便不利或难证。

伤寒，瘀热在里，身必发黄，麻黄连轺赤小豆汤。男子黄，小便自利，小建中汤。太阳病，身黄，脉沉结，少腹硬，小便不利者，为无血也；小便自利，其人如狂者，血证谛也，抵当汤。黄疸病，小便色不变，欲自利，腹满而喘哕者，小半夏汤。

上四法，身黄、小便自利或瘀血证。

诸黄，腹痛而呕者，小柴胡汤。酒黄疸，心中懊侬或热痛者，栀子大黄豉汤。

上二法，黄疸腹痛证。

黄汗之为病，身体肿，发热，汗出而渴，状如风水，汗沾衣，色正黄如柏汁，脉自沉，黄芪桂枝苦酒汤。黄汗之病云云，又从腰以上必汗出，下无汗，腰髋弛痛，如有物在皮中状，桂枝加黄芪汤。

上二法，黄汗证。

下利门（附：便脓血）

伤寒，医下之，续得下利清谷不止，身疼痛者，四逆汤。脉浮而迟，表热里寒，下利清谷者，同方。吐利汗出，发热恶寒，四肢拘急，手足厥冷者，同方。既吐且利，小便复利，而大汗出，下利清谷，内寒外热，脉微欲绝者，同方。大汗出，热不去，内拘急，四肢疼，又下利，厥逆而恶寒者，同方。大汗出、大下利而厥冷者，同方。下利，腹胀满，身体疼痛者，同方。少阴病，下利清谷，里寒外热，手足厥逆，脉微欲绝者，通脉四逆汤。下利清谷，里寒外热，汗出而厥者，同方。少阴病，下利，脉微者，与白通汤；利不止，厥逆无脉，干呕烦者，白通加猪胆汁汤。

上十法，下利清谷、厥逆证。

干呕、下利者，黄芩人参汤。太阳与阳明合病，自下利者，黄芩汤；若呕者，黄芩加半夏生姜汤。干呕而下利者，同方。伤寒发热，汗出不解，心下痞硬，呕吐而下利者，大柴胡汤。少阴病，吐利，手足厥冷，烦躁欲死者，吴茱萸汤。少阴病，下利六七日，咳而呕，渴，心烦不得眠者，猪苓汤。

上六法，呕而下利证。

太阳病，外证未除而数下之，遂协热而利，利下不止，心下痞硬，表里不解者，桂枝人参汤。伤寒中风，医反下之，其人下利，日数十行，谷不化，腹中雷鸣，心下痞硬而满，干呕，心烦不得安，甘草泻心汤。伤寒汗出，解之后，胃中不和，心下痞硬，干呕噫，食臭，胁下有水气，腹中雷鸣，下利者，生姜泻心汤。病者脉伏，其人欲自利，利反快。虽利，心下续坚满，此为留饮欲去故也，甘遂半夏汤。下利，按之心下硬者，急下之，大承气汤。

上五法，心下痞硬而下利证。

热利下重者，白头翁汤。下利欲饮水者，以有热故也，同方。产后下利者，白头翁加甘草阿胶汤。少阴病，下利脉微者，与白通汤；利不止，厥逆无脉，干呕烦者，白通加猪胆汁汤。下利，脉迟而滑者，内实也，利未欲止，当下之，大承气汤。下利，脉反滑，当有所去，下之乃愈，同方。下利不欲食者，当下之，同方。下利差后，至其年月日时复发者，以病不尽故也，同方。太阳与阳明合病者，必自下利，葛根汤。太阳病，桂枝证，医反下之，利遂不止，脉促者，表未解也，喘而汗出者，葛根黄连黄芩汤。少阴病，二三日不已，至四五日，腹痛，小便不利，四肢沉重疼痛，自下利者，真武汤。伤寒服汤药，下利不止，医以理中与之，利益甚，赤石脂禹余粮汤。少阴病，下利咽痛，胸满心烦者，猪肤汤。

上十三法，下利或热或身疼证。

少阴病，下利便脓血者，桃花汤。少阴病二三日至四五日，腹痛，小便不利，下利不止，便脓血者，同方。下利便脓血者，同方。

上三法，便脓血证。

水肿门（附：身重）

风水，恶风，一身悉肿，脉浮，不渴，续自汗出，无大热，越婢汤。里水者，一身面目黄肿，其脉沉，小便不利，故令病水，越婢加术汤。里水，若恶风者，同方加附子。里水，麻黄甘草汤。风水，脉浮为在表，其人或头汗出，表无他病，病者但下重，从腰以上为和，腰以下当肿及阴，难以屈伸，防己黄芪汤。风湿（"湿"一作"水"）脉浮，身重汗出，恶风者，同方。风湿相抟，骨节烦疼，掣痛不得屈伸，近之则痛剧，汗出短气，小便不利，恶风不欲去衣，或身微肿者，桂枝甘草附子汤。皮水为病，四肢肿，水气在皮肤中，四肢聂聂动者，防己茯苓汤。水之为病，其脉沉小，属少阴，浮者为风，无水虚胀者为气，水发其汗即已，麻黄附子甘草汤；浮者，杏子汤。黄汗之为病，身体肿，发热，汗出而渴，状如风水，汗沾衣，色正黄如柏汁，黄芪桂枝苦酒汤。咳逆，倚息不得卧云云，其人形肿者，苓甘姜味辛夏仁汤。大病差后，从腰已下有水气者，牡蛎泽泻散。肺痈，胸满胀，一身面目浮肿，鼻塞，葶苈大枣汤。

上十三法，一身水肿或小便不利证。

妊娠有水气，身重，小便不利，洒淅恶寒，起即头眩，葵子茯苓散。肾著之病，其人身体重，腰中冷，如坐水中，形如水状，及不渴，小便自利，苓姜术甘汤。黄汗之病云云，从腰以上必汗出，下无汗，腰髋弛痛，如有物在皮中状，桂枝加黄芪汤。阳明病，脉浮而紧，咽燥口苦，腹满而喘，发热汗出，不恶寒，反恶热，身重，心中懊恼，舌上胎者，栀子豉汤。少阴病，二三日不已，至四五日，腹痛，小便不利，四肢沉重疼痛，自下利者，此为有水气，真武汤。阳明病，脉迟，虽汗出不恶寒者，其身必重，短气，腹满而喘，有潮热，小承气汤。伤寒八九日，下之，胸满，烦惊，小便不利，谵语，一身尽重，不可转侧者，茈胡加龙骨牡蛎汤。

上七法，一身重或痛证。

短气门

胸痹，胸中气塞，短气者，苓杏甘草汤。同证，橘皮枳实生姜汤。夫短气，有微饮，当从小便去之，八味丸。同证，苓桂术甘汤。风湿相抟，骨节烦疼，掣痛不得屈伸，近之则痛剧，汗出短气，小便不利，恶风不欲去衣，桂枝甘草附子汤。阳明中风，脉弦浮大而短气，腹都满，胁下及心痛，小茈胡汤、麻黄汤。阳明病，脉迟，虽汗出不恶寒者，其身必重，短气，腹满而喘，有潮热，大承气汤、小承气汤。太阳病，脉浮而动数，膈内拒痛，短气躁烦，心中懊侬，心下因硬，则为结胸，大陷胸汤。胸痹之病，喘息咳唾，胸背痛，短气者，栝蒌薤白白酒汤。太阳中风，下利呕逆云云，干呕短气，汗出不恶寒者，十枣汤。

上十法，短气或汗出身痛证。

发汗、吐下后，虚烦不得眠，心中懊侬，若少气者，栀子甘草豉汤。伤寒解后，虚羸少气，气逆欲吐者，竹叶石膏汤。

上二法，少气证。

咽痛门（附：咽喉不利）

少阴病，咽中痛者，半夏散及汤。少阴病二三日，咽痛者，甘草汤。同证，不差者，桔梗汤。少阴病，咽中伤，生疮，不能语言，声不出者，苦酒汤主之。少阴病，下利清谷，里寒外热，手足厥逆云云，或咽痛者，通脉四逆汤。少阴病，下利咽痛，胸满心烦者，猪肤汤。

上六法，咽中痛证。

病如桂枝证，头不痛，项不强，胸中痞硬，气上冲咽喉不得息者，瓜蒂散。咳逆，倚息不得卧云云，手足厥逆，气从小腹上冲胸咽，手足痹云云，苓桂五味甘草汤。

上二法，上冲咽证。

大逆上气，咽喉不利者，麦门冬汤。妇人咽中如有炙脔，半夏厚朴汤。狐蟚之为病，状如伤寒，默默欲眠，目不得闭，卧起不安，蚀于喉为蟚，蚀于阴为狐，甘草泻心汤。

上三法，咽喉不利证。

血证门（附：经水不调）

心气不定，吐血、衄血者，泻心汤。吐血不止者，柏叶汤。吐血、衄血者，黄土汤。下血，先便后血，此远血也，同方。下血，先血后便，此近血也，赤小豆当归散。虚劳里急，悸、衄，腹中痛，梦失精云云，小建中汤。伤寒，脉浮紧，不发汗，因致衄者，麻黄汤。伤寒，不大便六七日，头痛，有热者，与承气汤；其小便清者，知不在里，仍在表也，当须发汗，若头痛者，必衄，桂枝汤。

上八法，吐血、衄血证。

太阳病六七日，表证仍在，脉微而沉，反不结胸，其人发狂者，以热在下焦，少腹当硬满，小便自利者，下血乃愈，抵当汤。太阳病，身黄，脉沉结，少腹硬，小便不利者，为无血也；小便自利，其人如狂者，血证谛也，同方。阳明证，其人喜忘者，必有蓄血也，同方。病人无表里证，发热七八日至六七日，不大便者，有瘀血也，同方。产妇腹痛，以枳实芍药散，假令不愈者，此为腹中有干血著脐下，下瘀血汤。伤寒，有热，少腹满，应小便不利，今反利者，为有血也，抵当丸。妇人少腹满如敦状，小便微难，而不渴，生后者，此为水与血俱结在血室也，大黄甘遂汤。太阳病不解，热结膀胱，其人如狂，血自下，下者愈，但少腹急结者，桃核承气汤。阳明病云云，但头汗出，身无汗，剂颈而还，小便不利，渴引水浆者，此为瘀热在里，身必发黄，茵陈蒿汤。

上九法，瘀血证。

妇人中风七八日，续得寒热，为热入血室，其血必结，小柴胡汤。妇人经水不利，下者，抵当汤。经水不利，下瘀血汤。妇人宿有癥病，经水断，未及三月，而得漏下不止，胎动在脐上者，桂枝茯苓丸。妇人有漏下者，或半产后因续下血都不绝者，有妊娠下血者，芎归胶艾汤。恶寒，脉微而复利，利止亡血也，四逆加人参汤。妇人经水闭不利，脏坚癖不止，中有干血，下白物者，矾石丸。带下，经水不利，少腹满痛，经一月再见者，土瓜根散。

上八法，经水不调或亡血证。

不仁门

寒疝腹中痛，逆冷，手足不仁，若身疼痛，灸刺诸药不能治，乌头桂枝汤。血痹病云云，身体不仁，如风痹之状，黄芪桂枝五物汤。脚气上入，小腹不仁者，八味丸。二阳合病，腹满身重，难以转侧，口不仁而面垢，谵语，遗尿，白虎汤。

上四法，不仁证。

心中懊侬门

发汗、吐下后，虚烦不得眠，若剧者，必反复颠倒，心中懊侬者，栀子豉汤；若少气者，栀子甘草豉汤；若呕者，栀子生姜豉汤。阳明病下之，其外有热，手足温，不结胸，心中懊侬，饥不能食，但头汗出者，栀子豉汤。阳明病，脉浮而紧，咽燥口苦，腹满而喘，心中懊侬，舌上胎者，同方。黄疸，心中懊侬或热痛者，栀子大黄豉汤。阳明病下之，心中懊侬而烦，胃中有燥屎者，大承气汤。太阳病，脉浮而动数，膈内拒痛，短气，躁烦，心中懊侬，心下因硬，则为结胸，大陷胸汤。

上六法，心中懊侬证。

身瞤门

太阳病发汗，汗出不解，其人仍发热，心下悸，头眩，身瞤动，振振欲擗地者，真武汤。黄汗之病云云，若身重，汗出已辄轻者，久久必身瞤，瞤即胸中痛云云，桂枝加黄芪汤。太阳中风，脉紧，发热恶寒，身疼痛，不汗出而烦躁者，大青龙汤；若脉微弱，汗出恶风者，不可服，服之则厥逆，筋惕肉瞤，此为逆也。

上三法，身瞤证。

不得眠门（附：卧起不安）

虚劳虚烦不得眠者，酸枣仁汤。太阳病发汗后，大汗出，胃中干，烦躁不得眠，若小便不利，微热消渴者，五苓散。少阴病，下利六七日，咳而呕，渴，心烦不得眠者，猪苓汤。下之后，复发汗，昼日烦躁不得眠，夜而安静，不呕不渴，无表证，干姜附子汤。发汗、吐下后，虚烦不得眠，若剧者，必反复颠倒，心中懊侬者，栀子豉汤；若少气者，栀子甘草豉汤；若呕者，栀子生姜豉汤。阳明病，脉浮紧，咽燥口苦，腹满而喘云云，若加烧针，必怵惕不得眠云云，栀子豉汤。咳逆上气，时时唾浊，但坐不得眠者，皂荚丸。

上七法，烦躁不得眠证。

产后腹痛，烦满不得卧者，枳实芍药散。妇人病，饮食如故，烦热不得卧，而反倚息者，八味丸。少阴病，得之二三日以上，心中烦，不得卧者，黄连阿胶汤。胸痹不得卧，心痛彻背者，栝蒌薤白半夏汤。肺痈，喘不得卧者，葶苈大枣汤。咳逆，倚息不得卧者，小青龙汤。病人小便不利，大便乍难乍易，时有微热，喘冒不能卧者，有燥屎也，大承气汤。

上七法，不得卧证。

伤寒下后，心烦，腹满，卧起不安者，栀子厚朴汤。狐蜮之为病，状如伤寒，默默欲眠，目不得闭，卧起不安，蚀于喉为蜮，蚀于阴为狐，蚀于上部则声喝，甘草泻心汤；蚀于下部，咽干，苦参汤洗之；蚀于肛者，雄黄熏之。伤寒脉浮，医以火迫劫之，必惊狂，起卧不安者，桂枝去芍药加蜀漆龙骨牡蛎汤。

上三法，卧起不安证。

谵语门

阳明病，谵语，有潮热，反不能食者，胃中必有燥屎也，大承气汤。汗出谵语者，以有燥屎在胃中也，同方。伤寒，若吐、若下后，不解，不大便五六日，上至十余日，日晡所发潮热，不恶寒，独语如见鬼状，但发热谵语者，同方。二阳并病，太阳证罢，但发潮热，手足絷絷汗出，大便难而谵语者，同方。阳明病，其人多汗，以津液外出，胃中燥，大便必硬，硬则谵语者，小承气汤。大便不通，哕，数谵语者，同方。产后七八日，无太阳证，少腹坚痛，此恶露不尽，不大便，烦躁发热，食则谵语，至夜即愈，同方。下利、谵语者，有燥屎也，同方。阳明病，谵语，发潮热，脉滑而疾者，同方。伤寒十三日不解，过经，谵语者，以有热也，调胃承气汤。伤寒脉浮，自汗出，小便数，心烦，微恶寒，脚挛急，若胃气不和，谵语者，同方。伤寒八九日，下之，胸满，烦惊，小便不利，谵语，一身尽重不可转侧者，茈胡加龙骨牡蛎汤。二阳合病，腹满身重，难以转侧，口不仁而面垢，谵语，遗尿，白虎汤。本（按："本"字《玉函》"亡"）太阳病，不解，胁下硬满，干呕不能食，往来寒热，尚未吐下者，小茈胡汤；若已吐下，发汗，温针，谵语，柴胡证罢，此为坏病，以法治之。

上十四法，谵语或有燥屎证。

发狂门

太阳病六七日，表证仍在，脉微而沉，反不结胸，其人发狂者，以热在下焦，少腹当硬满，小便自利者，下血乃愈，抵当汤。太阳病，身黄，脉沉结，少腹硬，小便不利者，为无血也；小便自利，其人如狂者，血证谛也，同方。太阳病不解，热结膀胱，其人如狂，血自下，下者愈，但小腹急结者，乃可攻之，桃核承气汤。

上三法，瘀血发狂证。

伤寒，医以火迫劫之，必惊狂，起卧不安者，桂枝去芍药加蜀漆龙骨牡蛎汤。伤寒八九日，下之，胸满，烦惊，小便不利，谵语，一身尽重不可转侧者，柴胡加龙骨牡蛎汤。

上二法，惊狂证。

痈脓门（附：肺痿）

咳而胸满，振寒，脉数，咽干不渴，时出浊唾腥臭，久久吐脓如米粥者，为肺痈，桔梗汤。同证，桔梗白散。肺痈，喘而不得卧者，葶苈大枣汤。肺痈，胸满胀，一身面目浮肿，鼻塞清涕出，不闻香臭酸辛，咳逆上气，喘鸣迫塞，同方。咳有微热，烦满，胸中甲错，是为肺痈，苇茎汤。痈脓，以麦粥下之，枳实芍药散。

上六法，肺痈证。

肠痈者，小腹肿，按之即痛如淋，小便自调，时时发热，自汗出，复恶寒也，大黄牡丹汤。肠痈之为病，其身甲错，腹皮急，按之濡，如肿状，腹无积聚，身无热，脉数，此为肠内有痈脓，薏苡附子败酱散。

上二法，肠痈证。

肺痿，吐涎沫者，桂枝去芍药加皂荚汤。肺痿，咳唾涎沫不止，咽燥而渴者，生姜甘草汤。肺痿，吐涎沫而不咳者，其人不渴，必遗尿，小便数，甘草干姜汤。

上三法，肺痿证。

蛔虫门

蛔之为病，令人吐涎、心痛，发作有时，甘草粉蜜汤。小儿疳虫蚀齿，一方。蛔厥者，其人当吐蛔，令病者静而复烦，乌梅圆。

上三法，蛔虫证。

阴疾门

温阴中坐药，蛇床子散。少阴脉滑而数者，阴中即生疮，阴中蚀疮烂者，狼牙汤。阴狐疝气者，偏有大小，时时上下，蜘蛛散。寒疝，腹中绞痛，拘急不得转侧，发作有时，使人阴缩，手足厥逆，乌头汤。夫失精家，小腹弦急，阴头寒，目眩，发落，桂枝加龙骨牡蛎汤。风水脉浮，为在表，其人或头汗出，表无他病，病者但下重，从腰以上为和，腰以下当肿及阴，难以屈伸，防己黄芪汤。狐蚤之为病，状如伤寒，默默欲眠，目不得闭，起卧不安，蚀于阴为狐，苦参汤洗之，雄黄薰。阴癞肿，土瓜根散。胃气下泄，阴吹而喧者，猪膏发煎。

上九法，阴病证。

留饮门

病悬饮者，十枣汤。支饮胸满者，厚朴大黄汤。支饮不得息者，葶苈大枣汤。病溢饮者，当发其汗，大青龙汤、小青龙汤。

上四法，留饮证。

宿食门

宿食在上脘，当吐之，瓜蒂散。有宿食，当下之，大承气汤。大病差后，劳复者，若有宿食者，枳实栀子豉汤。

上三法，宿食证。

杂　门

妇人脏躁，喜悲伤欲哭，象如神灵所作，数欠伸者，甘麦大枣汤。

火邪，桂枝去芍药加蜀漆龙骨牡蛎汤。

脚气冲心者，矾石汤。

上各一法。

《长沙正经证汇》终

长沙正经证汇　诸方

播磨田中荣信愿仲编选

摄津奥田元纯谦安原校

绍兴吉生裘庆元刊行

小半夏汤

半夏一升　生姜半斤

上二味，以水七升，煮取一升半分，温再服。

小半夏加茯苓汤

加茯苓三两。

大半夏汤

半夏二升　白蜜一升　人参三两

上三味，以水一斗二升，和蜜扬之二百四十遍，煮取二升半，温服一升，余分再服。

吴茱萸汤

吴茱萸一升　人参三两　生姜六两　大枣十二枚

上四味，以水七升，煮取二升，去滓，温服七合，日三服。

大黄甘草汤

大黄四两　甘草一两

上二味，以水三升，煮取一升，分温再服。

小茈胡汤

茈胡半斤　黄芩三两　人参　甘草各三两　半夏半升　大枣二十枚　生姜三两

上七味，以水一斗二升，煮取六升，去滓，再煎取三升，温服一升，日三服。

干姜人参半夏丸

干姜　人参各一两　半夏二两

上三味，末之，以生姜汁糊为丸，如梧子大，饮服十丸，日三服。

干姜黄连黄芩人参汤

干姜　黄芩　黄连　人参各三两

上四味，以水六升，煮取二升，去滓，分温再服。

葛根汤

葛根四两　麻黄三两　桂枝　芍药各二两　生姜三两　甘草二

两 大枣十二枚

上七味，㕮咀。以水一斗，先煮葛、麻，减二升，去沫，内诸药，煮取三升，去滓。温服一升，覆取微似汗。

葛根加半夏汤

加半夏半升。

桂枝汤

桂枝 芍药 生姜各三两 甘草二两 大枣十二枚

上五味，㕮咀。以水七升，微火煮取三升，去滓，适寒温服一升。服已，须更啜热稀粥一升余，以助药力，温覆令一时许。

桂枝加桂汤

加桂二两。

桂枝加芍药汤

加芍药三两。

桂枝去芍药汤

去芍药。

桂枝加葛根汤

加葛根四两。

桂枝加黄芪汤

加黄芪二两。

栝蒌桂枝汤

加栝蒌根二两。

桂枝加附子汤

加附子一枚。

桂枝去芍药加附子汤

去芍药加附子一枚。

桂枝加厚朴杏子汤

加厚朴二两，杏仁五十个。

桂枝去芍药加皂荚汤

去芍药，加皂荚二枚。

桂枝加芍药大黄汤

加大黄一两，芍药三两。

桂枝加龙骨牡蛎汤

加龙骨、牡蛎各三两。

桂枝加芍药生姜人参汤

加芍药、生姜各一两，人参三两。

桂枝去桂加茯苓术汤

加茯苓、术各三两，去桂。

桂枝去芍药加蜀漆龙骨牡蛎汤

桂枝　　生姜　　蜀漆各三两　　甘草二两　　龙骨四两　　牡蛎五两
大枣十二枚

上七味，以水一斗二升，先煮蜀漆，减二升，内诸药，煮取三升，去滓，温服一升。

半夏泻心汤

半夏_{半升} 黄连_{一两} 黄芩 人参 干姜 甘草_{各三两} 大枣十二枚

上七味,以水一斗,煮取六升,去滓,再煮取三升,温服一升,日三服。

甘草泻心汤

半夏泻心汤方内加甘草一两。

生姜泻心汤

半夏泻心汤方内减干姜二两,加生姜三两。

十枣汤

芫花 甘遂 大戟_{各等分}

上三味,各别捣为散。以水一升半,先煮大枣肥者十枚,取八合,去滓,内药末。强人服一钱匕,羸人服半钱,温服之,平旦服。若下少,病不除者,明日更服加半钱。得快下利后,糜粥自养。

大茈胡汤

茈胡_{半斤} 半夏_{半斤} 黄芩 芍药_{各三两} 生姜_{五两} 枳实_{四枚} 大黄_{二两} 大枣十二枚

上八味,以水一斗二升,煮取六升,去滓,再煎取三升,温服一升,日三服。

黄芩人参汤

黄芩　人参　干姜各三两　桂枝一两　半夏半升　大枣十二枚

上六味，以水七升，煮取三升，分温三服。

黄芩汤

黄芩三两　芍药　甘草各二两　大枣二十枚

上四味，以水一斗，煮取三升，去滓，温服一升。

黄芩加半夏生姜汤

加半夏半升、生姜三两。

四逆汤

甘草二两　干姜一两半　附子一枚

上三味，咬咀。以水三升，煮取一升二合，去滓，分温再服。强人可大附子一枚，干姜三两。

四逆加人参汤

加人参一两。

茯苓四逆汤

茯苓四两　人参一两　甘草二两　干姜一两半　附子一枚

上五味，以水五升，煮取三升，去滓，温服七合，日三服。

通脉四逆汤

甘草二两　干姜三两　附子一枚

上三味，以水三升，煮取一升二合，去滓，分温再服。

通脉四逆加猪胆汁汤

加猪胆汁半合。如无猪胆，以羊胆代之。

白通加猪胆汁汤

葱白四茎　干姜一两　附子一枚　人尿五合　猪胆汁一合

已上三味，以水三升，煮取一升，去滓，内胆汁、人尿，和令相得，分温再服。若无胆亦可用。

附子粳米汤

附子一枚　半夏半升　甘草一两　大枣十枚　粳米半升

上五味，以水八升，煮米熟汤成，去滓，温服一升，日三服。

黄连汤

黄连　桂枝　甘草　干姜各三两　半夏半升　人参二两　大枣十二枚

上七味，以水一斗，煮取六升，去滓，温服一升。日三服，夜二服。

茯苓泽泻汤

茯苓半斤　泽泻四两　甘草　桂枝各二两　术三两　生姜四两

上六味，以水一斗，煮取三升，内泽泻再煎，取二升半，温服八合，日三服。

文蛤散

文蛤五两

上一味为散，以沸汤和一钱匕服，汤用五合。

猪苓汤

猪苓　茯苓　阿胶　滑石　泽泻各一两

上五味，以水四升，先煮四味，取二升，去滓，内下阿胶烊消，温服七合，日三服。

猪苓散

猪苓　茯苓　术各等分

上三味，杵为散，饮服方寸匕，日三服。

五苓散

猪苓　茯苓　术各十八铢　泽泻一两六铢半　桂枝半两

上五味，为末，白饮和服方寸匕，日三服。多饮暖水，汗出愈。

茈胡加芒硝汤

于小茈胡汤方内加芒硝六两。

真武汤

茯苓　芍药　生姜各三两　术二两　附子一枚

上五味，以水八升，煮取三升，去滓，温服七合，日三服。

白虎加桂枝汤

于白虎汤方内加桂枝一两。

茈胡加桂枝汤

茈胡四两　半夏二合半　甘草一两　大枣六枚　桂枝　人参

生姜　黄芩　芍药各一两半

上九味，以水七升，煮取三升，去滓，温服一升，日三服。

竹叶石膏汤

竹叶二把　石膏一斤　半夏半升　人参三两　麦门冬一升　甘草二两　粳米半升

上七味，以水一斗，煮取六升，去滓，内粳米，煮米熟汤成，去米。温服一升，日三服。

甘草干姜汤

甘草四两　干姜二两

上咬咀，以水三升，煮取一升五合，去滓，分温再服。

小青龙汤

麻黄　芍药　干姜　桂枝　细辛　甘草各三两　半夏　五味子各半升

上八味，以水一斗，先煮麻黄，减二升，去上沫，内诸药，煮取三升，去滓，温服一升。

半夏干姜散

半夏　干姜各等分

上二味，杵为散，取方寸匕，浆水一升半，煎取七合，顿服之。

皂荚丸

皂荚八两

上一味末之，蜜丸梧子大，以枣膏和汤服三丸，日三服，夜一服。

苓甘姜味辛夏汤

茯苓四两　甘草　干姜各二两　五味子半升　细辛二两　半夏半升

上六味，以水八升，煮取三升，去滓，温服半升，日三服。

甘草粉蜜汤

甘草二两　粉一两　蜜四两

上三味，以水三升，先煮甘草，取二升，去滓，内粉、蜜，搅令和，煎如薄粥，温服一升。

人参汤（一名理中丸）

人参三两　甘草三两　干姜三两　术三两

上四味，以水八升，煮取三升，温服一升，日三服。

生姜甘草汤

生姜五两　甘草四两　人参三两　大枣十五枚

上四味，以水七升，煮取三升，分温三服。

桔梗汤

桔梗一两　甘草二两

上二味，以水三升，煮取一升，去滓，分温再服。

桔梗白散

桔梗　贝母各三分　巴豆一分

上三味，为末，内巴豆更于臼中杵之，以白饮和服。强人饮服半钱匕，羸者减之。病在膈上者，吐脓血；膈下者，泻出。

栀子生姜豉汤

于栀子豉汤方内加生姜五两。

半夏厚朴汤

半夏一升　厚朴三两　茯苓四两　生姜五两　干苏叶二两

上五味，以水七升，煮取四升，分温四服。

茯苓饮

茯苓　人参　术各三两　枳实二两　橘皮二两半　生姜四两

上六味，以水六升，煮取一升八合，分温三服。如人行八九里，进之。

橘皮大黄朴硝汤

橘皮一两　大黄　朴硝二两

上三味，以水一大升，煮至小升，顿服。

生姜半夏汤

半夏半升　生姜汁一升

上二味，以水三升煮半夏，取二升，内生姜汁，煮取一升半，小冷，分四服。日三服，夜一服。呕止停后服。

调胃承气汤

大黄四两　甘草二两　芒硝半斤

上三味，哎咀。以水三升，煮取一升，去滓，内芒硝，更上火微煮令沸，少少温服。

旋覆花代赭石汤

旋覆花　甘草各三两　　代赭石一两　　人参二两　　半夏半升　　生姜五两　　大枣十二枚

上件七味，以水一斗，煮取六升，去滓，再煎取三升，温服一升，日三服。

橘皮汤

橘皮四两　生姜半斤

上二味，以水七升，煮取三升，温服一升。下咽即愈。

橘皮竹茹汤

橘皮二斤（一作升）　　生姜半斤　　竹茹二升　　大枣三十枚　　甘草五两　　人参一两

上六味，以水一斗，煮取三升，温服一升，日三服。

小承气汤

大黄四两　枳实三枚　厚朴二两

已上三味，以水四升，煮取一升二合，去滓，分温二服。初服汤，当更衣；不尔者，尽饮之。若更衣者，勿服之。

大承气汤

大黄四两　厚朴半斤　枳实五枚　芒硝三合

上四味，以水一斗，先煮二物，取五升，去滓；内大黄，煮取二升，去滓；内芒硝，更上火微一两沸，分温再服。得下，余勿服。

桂枝附子汤

桂枝四两　大枣十二枚　甘草　生姜各三两　附子二枚

上五味，以水六升，煮取二升，去滓，分温三服。

桂枝附子去桂加术汤

去桂，加术四两。

上五味，以水三升，煮取一升，去滓，分温三服。一服觉身痹，半日许再服。三服都尽，其人如冒状，勿怪，即术、附并走皮中，逐水气未得除，故耳。

蜜煎导

蜜七合

上一味，内铜器中，微火煎之，稍凝似饴状，扰之勿焦著。欲可丸，并手捻作挺，令头锐大如指，长二寸许，当热时急作，冷则硬。以内谷道中，以手急抱，欲大便时乃去之。

猪胆汁方

大猪胆一枚

泻汁，和醋少许，以灌谷道中。如一食顷，当大便出。

麻仁丸

麻子仁二升　芍药半斤　厚朴一尺　枳实半斤　大黄一斤　杏仁一升

上六味，末之，炼蜜和丸梧子大，饮服十丸，日三服。渐加，以知为度。

厚朴三物汤

厚朴_{八两}　枳实_{五枚}　大黄_{四两}

上三味，以水一斗二升，先煮二味，取五升，内大黄，煮取三升，温服一升。以利为度。

抵当汤

水蛭　虻虫_{各三十个}　桃仁_{二十个}　大黄_{三两}

上四味，为末，以水五升，煮取三升，去滓，温服一升，不下再服。

茯苓戎盐汤

茯苓_{半斤}　戎盐_{弹丸大一枚}　术_{二两}

上三味，先将茯苓、术煎成，入盐再煎，分温三服。

蒲灰散

蒲灰_{七分}　滑石_{二分}

上二味，杵为散，饮服方寸匕，日三服。

滑石白鱼散

滑石　白鱼_{各二分}　乱发_{烧，二分}

上三味，杵为散，饮服方寸匕，日三服。

桃花汤

赤石脂_{一斤}　干姜_{一两}　粳米_{一升}

上三味，以水七升，煮米令熟，去滓，温服七合，内赤石脂末方寸匕，日三服。一服愈，勿服。

八味丸

干地黄_{八两}　泽泻　茯苓_{各三两}　山茱萸　薯蓣_{各四两}　桂枝　附子_{各一两}　牡丹皮_{三两}

上八味，末之，炼蜜和丸梧子大，酒下十五丸，日再服。

桂枝甘草附子汤

甘草　术_{各二两}　附子_{二枚}　桂枝_{四两}

上四味，以水六升，煮取三升，去滓，温服一升，日三服。初服得微汗则愈。

葵子茯苓散

葵子_{一斤}　茯苓_{三两}

上二味，杵为散，饮服方寸匕，日三服。小便利则愈。

越婢汤

麻黄_{六两}　石膏_{半斤}　生姜_{三两}　甘草_{二两}　大枣_{十五枚}

上五味，以水六升，先煮麻黄，去上沫，内诸药，煮取三升，分温三服。

越婢加术汤

加术四两，又加附子一枚。

越婢加半夏汤

加半夏半斤。

大黄硝石汤

大黄　硝石　黄柏各四两　栀子十五枚

上四味，以水六升，煮取三升，去滓，内硝石，更煎取一升，顿服。

茵陈蒿汤

茵陈蒿六两　栀子十四枚　大黄二两

上三味，以水一斗，先煮茵陈，减六升，内二味，煮取三升，去滓，分温三服。小便当利，尿如皂角汁状，色正赤，一宿腹减，黄从小便去也。

小建中汤

桂枝　甘草　生姜各二两　芍药六两　大枣十二枚　胶饴一升

上六味，以水七升，煮取三升，去滓，内胶饴，更上微火消解，温服一升，日三服。

茈胡桂枝干姜汤

茈胡半斤　甘草二两　黄芩　干姜　桂枝　牡蛎各三两　栝蒌根四两

上七味，以水一斗二升，煮取六升，去滓，再煎取三升，温服一升，日三服。

茈胡加龙骨牡蛎汤

茈胡四两　半夏二合　人参　桂枝　龙骨　牡蛎　茯苓　铅丹　生姜各一两半　大黄二两　大枣六枚

上十一味，以水八升，煮取四升，内大黄，更煮取二升，去滓，温服一升。

栝蒌瞿麦丸

栝蒌根二两　瞿麦一两　附子一枚　茯苓　薯蓣各三两

上五味，末之，炼蜜丸梧子大，饮服三丸，日三服；不知，增至七八丸，以小便利、腹中温为知。

苓桂五味甘草汤

茯苓　桂枝各四两　五味子半升　甘草三两

上四味，以水八升，煮取三升，去滓，分温三服。

归母苦参丸

当归　贝母　苦参各四两

上三味，末之，炼蜜丸如小豆大，饮服三丸，加至十丸。

大黄甘遂汤

大黄四两　甘遂　阿胶各二两

上三味，以水三升，煮取一升，顿服之。其血当下。

苓姜术甘汤

茯苓　干姜各四两　术　甘草各二两

上四味，以水五升，煮取三升，分温三服，腰中即温。

芍药甘草汤

芍药　甘草各四两

上二味，㕮咀。以水三升，煮取一升半，去滓，分温再服之。

大黄牡丹汤

大黄四两　牡丹一两　桃仁五十个　瓜子半升　芒硝三合

上五味，以水六升，煮取一升，去滓，内芒硝，再煎沸，顿服之。有脓当下，如无脓当下血。

抵当丸

水蛭二十个　虻虫二十五个　桃仁二十个　大黄三两

上四味，杵，分为四丸，以水一升煮一丸，取七合，服之。晬时当下血，若不下更服。

苓桂术甘汤

茯苓四两　桂枝三两　术二两　甘草二两

上四味，以水六升，煮取三升，去滓，分温三服。

苓甘姜味辛夏仁黄汤

茯苓四两　甘草三两　干姜三两　五味子半升　细辛三两　半夏　杏仁各半升　大黄三两

上八味，以水一斗，煮取三升，去滓，温服半升，日三服。

大建中汤

蜀椒二合　干姜四两　人参二两

上三味，以水四升，煮取二升，去滓，内胶饴一升，微火煎取一升半，分温再服。如一炊顷，可饮粥二升，后更服。当一日食糜，温覆之。

瓜蒂散

瓜蒂　赤小豆各一分

上二味，各别捣筛为散，已合治之，取一钱匕；以香豉一合，用热汤七合，煮作稀糜，去滓，取汁和散，温顿服之。不吐者，少少加，得吐乃止。

麦门冬汤

麦门冬七升　半夏一升　人参　甘草各二两　粳米三合　大枣十枚

上六味，以水一斗二升，煮取六升，温服一升。日三服，夜一服。

葶苈大枣汤

葶苈捣丸如弹丸大　大枣十二枚

上先以水三升煮枣，取二升，去滓，内葶苈，煮取一升，顿服。

桂枝枳实生姜汤

桂枝　生姜各三两　枳实五枚

上三味，以水六升，煮取三升，分温三服。

枳实薤白桂枝汤

枳实四枚　厚朴四两　栝蒌实一枚　薤白半斤　桂枝一两

上五味，以水五升，先煮枳、朴，取二升，去滓，内诸药数沸，分温三服。

三物备急圆

大黄　干姜各一两　巴豆一分

上药各须精新。先捣大黄、干姜为末，研巴豆内中，合治一千杵，用为散，蜜和丸亦佳。密器中贮之，莫令泄气。

走马汤

巴豆　杏仁各二枚

上二味以绵缠，槌令碎，热汤二合，捻取白汁饮之。当下，老少量之。

当归芍药散

当归三两　芍药一斤　茯苓　术各四两　泽泻半斤　芎藭半斤
（一作三两）

上六味，杵为散，取方寸匕，酒和，日三服。

芎归胶艾汤

芎藭二两　阿胶　甘草　艾叶　当归各二两　干地黄六两
芍药四两

上七味，以水五升、清酒五升合煮，取三升，去滓，内胶令消尽，温服一升，日三服，不差更作。

枳实芍药散

枳实　芍药各等分

上二味，杵为散，服方寸匕，日三服。并主痈脓，以麦粥下之。

下瘀血汤

大黄二两　桃仁二十个　䗪虫二十枚

上三味，末之，炼蜜和为四丸，以酒一升煎一丸，取八合，顿服之。新血下如豚肝。

乌头桂枝汤

乌头五枚

上一味，以蜜二升煎减半，去滓，以桂枝汤五合解之，得一升后，初服二合；不知，即服三合；又不知，复加至五合。其知者，如醉状，得吐为中病。

大乌头煎

乌头大者五枚

上以水二升，煮取一升，去滓，内蜜二升，煎令水气尽，取二升。强人服七合，弱人五合。不差，明日更服，不可一日再服。

乌头汤

麻黄　芍药　黄芪　甘草各三两　川乌头五枚，咬咀，以蜜二升，煎取一升，即出乌头

上五味，咬咀。四味以水三升，煮取一升，去滓，内蜜煎中，更煎之，服七合；不知，尽服之。

当归生姜羊肉汤

当归三两　生姜五两　羊肉一斤

上三味，以水八升，煮取三升，温服七合，日三服。

当归建中汤

当归四两　芍药六两　桂枝　生姜各三两　甘草二两　大枣十二枚

上六味，以水一斗，煮取三升，分温三服，加饴糖六两，汤成内之，于火上暖，令饴消。

厚朴七物汤

厚朴半斤　枳实五枚　甘草　大黄各三两　桂枝二两　生姜五两　大枣十枚

上七味，以水一斗，煮取四升，温服八合，日三服。

厚朴生姜甘草半夏人参汤

半夏半升　厚朴　生姜各半斤　人参一两　甘草二两

上五味，以水一斗，煮取三升，去滓，温服一升，日三服。

己椒苈黄丸

防己　椒目　大黄　葶苈各一两

上四味，末之，蜜丸如梧子大，先食饮服一丸，日三服，稍增。

栀子厚朴汤

栀子十四枚　厚朴四两　枳实四枚

以上三味，以水三升半，煮取一升半，去滓，分三服温服。

栀子豉汤

栀子十四枚　香豉四合

上二味，以水四升，先煮栀子，得二升半，内豉，煮取一升半，去滓，分为二服，温进一服。得吐者，止后服。

硝矾散

硝石　矾石各等分

上二味为末，以大麦粥汁和服方寸匕，日三服。病随大小便去，小便正黄，大便正黑，是候也。

桃核承气汤

桃仁五十个　大黄四个　桂枝　芒硝　甘草各二两

上五味，以水七升，煮取二升半，去滓，内芒硝，更上火微沸，下火，先食温服五合，日三服，当微利。

天雄散

天雄　龙骨各三两　桂枝六两　术八两

上四味，杵为散，酒服半钱匕，日三服，不知，稍增之。

大陷胸汤

大黄六两　芒硝一升　甘遂一钱

上三味，以水六升，先煮大黄，取二升，去滓，内芒硝煮一两沸，内甘遂末，温服一升。得快利，止后服。

土瓜根散

土瓜根　芍药　桂枝　䗪虫各三两

上四味，杵为散，酒服方寸匕，日三服。

大陷胸丸

大黄半斤　葶苈半升　芒硝　杏仁各半升

上四味，捣筛二味，内杏仁、硝合研如脂，和散。取如弹丸一枚，别捣甘遂末一钱匕，白蜜二合，水二升，煮取一升，温顿服之。一宿乃下；如不下，更服，取下为度。

小陷胸汤

黄连一两　半夏半升　栝蒌实大者一枚

上三味，以水六升，先煮栝蒌，取三升，去滓，内诸药，取二升，去滓，分温三服。

茯苓杏仁甘草汤

茯苓三两　杏仁五十个　甘草一两

上三味，以水一斗，煮取五升，温服一升，日三服。不差更服。

橘皮枳实生姜汤

橘皮一斤　生姜半斤　枳实三两

上三味，以水五升，煮取二升，分温再服。

薏仁附子散

薏苡仁十五两　附子十枚

上二味，杵为散，方寸匕，日三服。

栝蒌薤白半夏汤

栝蒌实一枚　薤白三两　半夏半升　白酒一斗

上四味，同煮取四升，温服一升，日三服。

栝蒌薤白白酒汤

栝蒌实一枚　薤白半升　白酒七升

上三味，同煮取二升，分温再服。

桂枝人参汤

桂枝　甘草各四两　术　人参　干姜各三两

上五味，以水九升煮四味，取五升，内桂，更煮取三升，温服一升。日再服，夜一服。

赤石脂禹余粮汤

赤石脂一斤　禹余粮一斤

以上二味，以水六升，煮取二升，去滓，三服。

大黄黄连泻心汤

大黄二两　黄连一两

上二味，以麻沸汤二升渍之，须臾，绞去滓，分温再服。

泻心肠

大黄二两　黄连　黄芩各一两

上三味，以水三升，煮取一升，顿服之。

附子泻心汤

黄连　黄芩各一两　大黄二两　附子一枚

上四味，切三味，以麻沸汤二升渍之，须臾，绞去滓，内附子汁，分温再服。

木防己汤

木防己三两　石膏鸡子大，十二枚　桂枝二两　人参四两

上四味，以水六升，煮取二升，分温再服。

木防己去石膏加茯苓芒硝汤

去石膏，加茯苓四两，芒硝三合。

桂姜枣草黄辛附汤

桂枝　生姜　甘草　麻黄各三两　细辛二两　大枣十二枚
附子一枚

上七味，以水七升煮麻黄，去上沫，内诸药，煮取二升，分温三服。当汗出如虫行皮中，即愈。

枳术汤

枳实七枚　术二两

上二味，以水五升，煮取三升，分温三服。腹中耎即当散也。

甘遂半夏汤

甘遂三枚　半夏十二枚　芍药五枚　甘草指大一枚

上四味，以水二升，煮取半升，去滓，以蜜半升和药汁，煎取八合，顿服之。

赤丸

茯苓　半夏各四两，一方用桂　乌头　细辛各二两

上四味，末之，内真朱为色，炼蜜丸如麻子大，先食酒饮下三丸，日再服，夜一服。不知，稍增之，以知为度。

麻黄汤

麻黄三两　桂枝二两　甘草一两　杏仁七十个

上四味，以水九升煮麻黄，减二升，去上沫，内诸药，煮取二升半，去滓，温服八合，覆取微汗。

厚朴大黄汤

厚朴一尺　大黄六两　枳实四枚

上三味，以水二升，煮取一升，分温再服。

苓甘五味姜辛汤

茯苓四两　甘草　干姜　细辛各三两　五味子半升

上五味，以水八升，煮取三升，去滓，温服半升，日三服。

苇茎汤

苇茎二升　桃仁五十枚　薏苡仁　瓜瓣各半升

上四味，以水一斗先煮苇茎，得五升，去滓，内诸药，煮取二升，服一升。再服，当吐如脓。

大黄附子汤

大黄三两　附子三枚　细辛二两

上三味，以水五升，煮取二升，分温三服。若强人煮取二

升半，分温三服。服后如人行四五里，进一服。

半夏麻黄丸

半夏　麻黄各等分

上二味，末之，炼蜜和丸小豆大，饮服三丸，日三服。

茯苓甘草汤

茯苓　桂枝各二两　甘草一两　生姜三两

上四味，以水四升，煮取二升，去滓，分温三服。

桂枝甘草汤

桂枝四两　甘草二两

上二味，以水三升，煮取一升，去滓，顿服。

苓桂甘枣汤

茯苓半斤　桂枝四两　甘草三两　大枣十五枚

上四味，以甘澜水一斗，先煮茯苓，减二升，内诸药，煮取三升，去滓。温服一升，日三服。作甘澜水法：取水二斗置大盆内，以杓扬之，水上有珠子五六千颗相逐，取用之。

大青龙汤

麻黄六两　桂枝　甘草各二两　杏仁四十个　生姜三两　大枣十二枚　石膏鸡子大

上七味，以水九升先煮麻黄，减二升，去上沫，内诸药，煮取二升，去滓。温服一升，取微似汗。

桂枝二越婢一汤

桂枝　芍药　甘草　麻黄各十八铢　生姜一两三铢　石膏二十四铢　大枣四枚

上七味，哎咀。以五升水煮麻黄一二沸，去上沫，内诸药，煮取二升，去滓，温服一升。

桂枝麻黄各半汤

桂枝一两十六铢　麻黄　芍药　甘草　生姜各一两　杏仁二十四个　大枣四枚

上七味，以水五升，先煮麻黄一二沸，去上沫，内诸药，煮取一升八合，去滓，温服六合。

芍药甘草附子汤

芍药　甘草各三两　附子一枚

已上三味，以水五升，煎取一升五合，去滓，分温服。

附子汤

附子二枚　人参二两　术四两　茯苓　芍药各三两

上五味，以水八升，煮取三升，去滓。温服一升，日三服。

防己黄芪汤

防己四两　黄芪五两　术　生姜各三两　甘草二两　大枣十二枚

上六味，以水六升，煮取三升，分温三服。

白虎加人参汤

于白虎汤方内加人参三两。

蜀漆散

蜀漆　云母　龙骨各等分

上三味，杵为散，未发前以浆服半钱。

牡蛎汤

牡蛎　麻黄各四两　甘草二两　蜀漆三两

上四味，以水八升，先煮麻黄、蜀漆，去上沫，得六升，内诸药，煮取二升。若吐，则勿更服。

白通汤

葱白四茎　干姜一两　附子一枚

上三味，以水三升，煮取一升，去滓，分温再服。

白虎汤

知母六两　石膏一斤　甘草二两　粳米六合

上四味，以水一斗，煮米熟汤成，去滓，温服一升，日三服。

当归四逆汤

当归　桂枝　芍药各三两　细辛　通草　甘草各二两　大枣二十五个

上七味，以水八升，煮取三升，去滓，温服一升，日三服。

当归四逆加吴茱萸生姜汤

加吴茱萸二升，生姜半斤。

上九味，以水六升、清酒六升和煮，取五升，去滓，温服，分五服。一方，水、酒各四升。

乌梅圆

乌梅三百个　细辛六两　干姜十两　黄连一斤　当归　蜀椒各四两　附子　桂枝　人参　黄柏各六两

上十味，异捣筛，合治之。以苦酒渍乌梅一宿，去核，蒸之五斗米下，饭熟，捣成泥，和药令相得，内臼中，与蜜杵二千下，圆如梧桐子大。先食饮服十圆，日三服，稍加至二十圆。

桂枝甘草龙骨牡蛎汤

桂枝一两　甘草　龙骨　牡蛎各二两

上四味，以水五升，煮取二升半，去滓，温服八合，日三服。

酸枣仁汤

酸枣仁二升　甘草一两　知母　芎䓖　茯苓各二两

上五味，以水八升煮酸枣仁，得六升，内诸药，煮取三升，分温三服。

干姜附子汤

干姜一两　附子一枚

上二味，以水三升，煮取一升，去滓，顿服。

黄连阿胶汤

黄连四两　阿胶三两　芍药二两　黄芩一两　鸡子黄二枚

上五味，以水五升先煮三物，取二升，去滓，内胶烊尽，少冷，内鸡子黄，搅令相得。温服七合，日三服。

猪肤汤

猪肤一斤

上一味，以水一斗，煮取五升，去滓，加白蜜一升，白粉五合，熬香，和相得，温分六服。

麻黄加术汤

于麻黄汤方内加术四两。

三物黄芩汤

黄芩一两　苦参二两　干地黄四两

上三味，以水六升，煮取二升，温服。多吐下虫。

栀子干姜汤

栀子十四枚　干姜二两

以上二味，以水三升半，煮取一升半，去滓，分二服，温进一服。

桂枝二麻黄一汤

桂枝一两十七铢　芍药一两六铢　麻黄十六铢　生姜一两六铢　杏仁十六个　甘草一两二铢　大枣五枚

上七味，以水五升，先煮麻黄一二沸，去上沫，内诸药，煮取二升，去滓，温服一升，日再服。

麻黄杏仁甘草石膏汤

麻黄四两　杏仁五十个　甘草二两　石膏半斤

上四味，以水七升先煮麻黄，减二升，去上沫，内诸药，煮取二升，去滓，温服一升。

黄芪桂枝苦酒汤

黄芪五两　桂枝　芍药各三两

上三味，以苦酒一升，水七升相和，煮取三升，温服一升，当心烦，服至六七日乃解。若心烦不止者，以苦酒隔故也。

麻黄杏仁薏苡甘草汤

麻黄　薏苡仁各半两　甘草一两　杏仁十个

上锉麻豆大，每服四钱匕，水盏半，煮八分，去滓，温服。

头风摩散

大附子一枚　盐等分

上二味为散。沐了，以方寸匕已摩疾上，令药力行。

茈胡去半夏加栝蒌汤

于小茈胡汤方内去半夏，加栝蒌根四两。

白头翁汤

白头翁二两　黄柏　黄连　秦皮各三两

上四味，以水七升，煮取二升，去滓，温服一升。不愈，更服一升。

白头翁加甘草阿胶汤

加甘草、阿胶各二两。

文蛤汤

文蛤　石膏各五两　麻黄　甘草　生姜各三两　杏仁五十个
大枣十二枚

上七味，以水六升，煮取二升，温服一升，汗出即愈。

泽泻汤

泽泻五两　术二两

上二味，以水二升，煮取一升，温再服。

鸡屎白散

鸡屎白

上一味为散，取方寸匕，以水六合和，温服。

葛根黄连黄芩汤

葛根半斤　黄连三两　黄芩　甘草各二两

上四味，以水八升先煮葛根，减二升，内诸药，煮取二
升，去滓，分温再服。

一物瓜蒂汤

瓜蒂二十个

上锉，以水一升，煮取五合，去滓，顿服。

麻黄醇酒汤

麻黄三两

上一味，以美清酒五升，煮取二升半，顿服尽。

猪膏发煎

猪膏半斤　乱发如鸡子大三枚

上二味，和膏中煎之，发消药成，分再服，病从小便出。

栀子柏皮汤

栀子十五枚　黄柏二两　甘草一两

上三味，以水四升，煮取一升半，去滓，分温再服。

麻黄连轺赤小豆汤

麻黄　连轺　生姜各二两　甘草一两　赤小豆　生梓白皮各一升　杏仁四十个　大枣十二枚

以上八味，以潦水一斗，先煮麻黄再沸，去上沫，内诸药，煮取三升，分温三服，半日服尽。

栀子大黄豉汤

栀子十二枚　大黄一两　枳实五枚　豉一升

上四味，以水六升，煮取二升，分温三服。

麻黄甘草汤

麻黄四两　甘草二两

上二味，以水五升先煮麻黄，去上沫，内甘草，煮取三升，温服一升。

防己茯苓汤

防己　黄芪　桂枝各三两　甘草二两　茯苓六两

上五味，以水六升，煮取二升，分温三服。

麻黄附子甘草汤

麻黄　甘草各二两　附子一枚

上三味，以水七升，先煮麻黄一两沸，去上沫，内诸药，煮取三升，去滓，温服一升，日三服。

黄芪建中汤

于小建中汤方内加黄芪一两半。

苓甘姜味辛夏仁汤

茯苓四两　甘草　干姜　细辛各三两　五味子　半夏　杏仁各半升

上七味，以水一斗，煮取三升，去滓，温服半升，日三服。

牡蛎泽泻散

牡蛎　泽泻　栝蒌根　商陆根　蜀漆　葶苈　海藻各等分

上七味，异捣，下筛为散，更入臼中治之，白饮和服方寸匕。小便利，止后服。日三服。

栀子甘草豉汤

于栀子豉汤方内加入甘草二两。

半夏散及汤

半夏　桂枝　甘草各等分

以上三味，各别捣筛已，合治之，白饮和服方寸匕，日三服。若不能散服者，以水一升煎七沸，内散两方寸匕，更煎三沸，下火令冷，少少咽之。

甘草汤

甘草二两

上一味，以水三升，煮取一升半，去滓，温服七合，日二服。

苦酒汤

半夏十四枚　鸡子一枚

上二味，内半夏著苦酒中，以鸡子壳置刀环中，安火上，令三沸，去滓，少少含咽之。不差，更作三剂。

柏叶汤

柏叶　干姜各二两　艾三把

上三味，以水五升，取马通汁一升合，煮取一升，分温再服。

黄土汤

甘草　干地黄　附子　术　阿胶　黄芩各三两　灶中黄土半斤

上七味，以水八升，煮取三升，分温二服。

赤小豆当归散

当归十两　赤小豆三升

上二味，杵为散，浆水服方寸匕，日三服。

桂枝茯苓丸

桂枝　茯苓　牡丹　桃仁　芍药各等分

上五味，末之，炼蜜和丸如兔屎大，每日食前服一丸。不知，加至三丸。

矾石丸

矾石三分　杏仁一分

上二味末之，炼蜜和丸枣核大，内脏中，剧者再内之。

黄芪桂枝五物汤

黄芪　桂枝　芍药各三两　生姜六两　大枣十枚

上五味，以水六升，煮取二升，温服七合，日三服。

雄黄熏

雄黄

上一味为末，筒瓦二枚合之烧，向肛熏之。

蚀齿方

雄黄　葶苈

上二味末之，取腊月猪脂镕之，以槐枝绵裹头四五枚，点药烙之。

蛇床子散

蛇床子

上一味末之，以白粉少许，和令相得，如枣大，绵裹内之，自然温。

狼牙汤

狼牙三两

上一味，以水四升，煮取半升，以绵缠箸如茧，浸汤沥阴中，日四遍。

蜘蛛散

蜘蛛十四枚　桂枝半两

上二味为散，取八分一匕，饮和服，日再服。蜜丸亦可。

枳实栀子豉汤

枳实三枚　栀子十四枚　豉一升

上三味，以清浆水七升空煮，取四升，内枳实、栀子，煮取二升，下豉，更煮五六沸，去滓，温分再服。覆令微似汗。

甘麦大枣汤

甘草三两　小麦一升　大枣十枚

上三味，以水六升，煮取三升，分温三服。

矾石汤

矾石二两

上一味，以浆水一斗五升，煎三五沸，浸脚良。

苦参汤

苦参半斤　槐白皮　狼牙根各四两

上锉，以水五升，煎三升半，洗之。

薏苡附子败酱散

薏苡仁十分　附子二分　败酱五分

上三味，杵为散，取方寸匕，以水二升煎减半，顿服。

排脓汤

甘草二两　桔梗三两　生姜一两　大枣十枚

上四味，以水三升，煮取一升，温服五合，日再服。

排脓散

枳实十六枚　芍药六分　桔梗二分

上三味，杵为散，取鸡子黄一枚，以药散与鸡黄相等，揉和令相得，饮和服之，日一服。

茵陈五苓散

茵陈蒿末十分　五苓散五分

上二物和，先食饮方寸匕，日三服。

杏子汤

方未见。

《长沙正经证汇诸方》终

补白

刊书行世，除书贾以营利为目的者外，无不愿都为有学者所得，盖期有以绳正也。近世医学日荒，就浅避深；用经方为根柢以治病者，且受人谤焉，可慨也。

跋

夫以唐宋以来，长沙道衰，世之习医者，唯宗李、朱焉。噫！不塞不流，滔滔者皆是也。独我友张海田氏，专精学医，托志仲景氏，常自谓：人是活物也，治方之妙在于此。此语岂容易也哉！此篇甫成，质诸东洞先生，先生大喜之，因将副一序。亡几，先生逝矣，其文亦不成焉，于今为憾。予在同社亲与闻此事，因作一言，证张海子费力此书之始末云。

天明三年癸卯仲夏

播磨医瞽松下原正跋

《长沙正经证汇》后序

古之良医者，不察声形而分病之在膏肓矣，故苟欲为良医者，必先方法焉。曩日吾张海先生就《伤寒》《金匮》二经，因证立门、聚方，其亦示以人小子，名曰《长沙正经证汇》，阅而不出者数年所焉。古人所谓方证相的当者，目击道存矣，虽秦汉疾医，岂亦外于此也乎。项日请之先生，再加厘正，且附方剂书卷末，肇缕梓，庶乎使后学之士，解方证疑惑之忧焉尔。若夫先生之微旨，则有《逢原》一书，不具于此。

于时宽政二年庚戌季春日

受业门人浪速奥田元纯谨题并书